JN163256

SQ選書
09

自閉症とこどもの心の研究

黒川新二
KUROKAWA Shinji

社会評論社

自閉症とこどもの心の研究　＊目次＊

第II部　心の発達

第Ⅲ部　発達の理論

まえがき

自閉症はどういう障害か。

症状の整理や思い付き的解釈を超えて、自閉症を少し深く検討して行くと、意外な感触がある。意外な感触というのは、中身を知ろうとしてタマネギの皮を剥いているような感触である。病理的と言われた諸現象が、よく検討すれば、どれも、発達途上の人間の心に起きるありふれた現象にすぎないことが分かって行く。そして、ありふれた現象にすぎないと分かったものを順に除外していくと、最後には何も残らない。

タマネギには中身がなく、自閉症という障害は幻影なのだろうか。しかし、検討過程から離れて事態を見直すと、自閉症の人たちにとって、自閉症の人たちと共に生きている人たちにとって、自閉症は、人生に重い負荷を与えている。だから、自閉症は幻影ではない。

自閉症の探求は、なぜ、タマネギの皮剥き作業のようになるのだろうか。その理由は、自閉症の核心には、〝人間の精神生活は、他者との精神的交通（注）によって形成され、維持されなければならない〟ということがら、つまり人間の精神にとって普遍的なことがらしか存在していないからである。自閉症だけが持つ特別な何かが核心にあるはずだと考えて皮剥き作業を続けると、何も得られずに終わる。

自閉症にせよ、他の発達の障害にせよ、障害の本質を知るために必要なのは、事実をただ収集することではない。それ以上に必要なのは、論理力である。本書は、障害の本質を把握する論理を知っていただくための小論集である。

研究が進むと、自閉症とは何かという問いが、人間の心とは何か、どのような過程をたどって形作られるのかという問いに変わっていく。この変化が、自閉症の研究の進歩である。自閉症の研究は、二〇世紀にはそのような道を進んでいたが、しかし、その後、道を変えた。二〇世紀末から始まった精神医学のある変化が、自閉症の研究を別の道に向かわせたのである。その変化がどういうものであり、自閉症の研究をどのような道に向かわせたのか、本書に収めた小論のいくつかで触れている。自閉症と心の研究が現在どこにいるのかを知りたい人は、関連ある部分をお読みいただくと、知ることができる。

二一世紀は脳の科学の時代になると言われてきた。その期待は、半分は的中し、半分ははずれている。的中したのは、生体の活動を検査する医療工学の発展と生物現象の自然科学的研究の発展であり、これによって、活動中の脳の状態が観察できるような進歩があった。はずれたのは、心の研究の進展である。二一世紀の精神医学は、心の現象の研究をただ整理することですませて、背景にある心の過程の研究を避けている。人間の心の理解は停滞し、あるいは、後退しつつある。

心の研究が再び前進するのは、いつなのだろうか。その答を自分で作ることができる若い読者のために、この本を刊行した。拙さの残る小論集であるが、心の研究が再び前進するための踏み台になることができれば、望外の幸せである。

本書に収めた小論の大部分は、雑誌『人権と教育』に発表したものである。雑誌『人権と教育』は、毎号、誌上討論の形式で特集を組んだ。私の原稿も、その形式に合わせて書いた。そのため、掲載した原稿は、そのままでは読みにくく、説明も不十分だった。本書に収めるにあたって、読みやすいように、修正と加筆とを行った。小論の題名も、一冊の本として統一がとれるように、変更した。

雑誌『人権と教育』は、二〇一五年に終刊した。発行者は「障害者の教育権を実現する会」であり、出版社は社会評論社である。本書の発刊に当たり、小論を発表する機会を与え続けていただいた「障害者の教育権を実現する会」に感謝の意を表したい。そして、社会評論社には、雑誌『人権と教育』への小論の掲載も、本書の刊行も、すべてに力をお借りした。心からお礼を申し上げる。

(注)「精神的交通」ということばを本文中でもしばしば用いているので、ここで説明しておきたい。物質的生活では、交通は、対象化された労働が場所を移動するすべての場合を包摂する概念である。生産物は対象化された労働であり、生産物の移動、交換、消費は、すべて、交通である。このうち、生産物の消費は、対象化された労働をさらに人間自身に対

象化し取り戻すことなので、この消費も、対象化された労働の場所の移動の一つととらえて、交通に含める。精神的生活では、事象に取り組んで得た認識が、精神的労働の生産物である。この認識が他の人間に伝達され、他の人間の精神生活に組み込まれることが精神的交通である。精神的交通は、対話のような直接のコミュニケーションも、古代壁画のような表現を介して当時の人間の認識が知られることも、物質的労働の生産物や道具を体験して、関与した人間の認識を追体験するような間接的な認識の伝達も、火傷をして泣く兄を見て弟がアイロンは熱くて危険だという認識を得ることも、すべてを包摂する概念である。コミュニケーションということばでは、人間の精神生活の発展に関与する認識の伝達のすべてを表し切れないので、「精神的交通」ということばを用いた。

二〇一六年七月

著　者

引用文献の表示は、つぎのような方法をとった。

本文中の（　）に、引用論文の著者名と発表年とを記載した。そして、論文末の引用文献一覧で、著者名と発表年から、引用論文や引用著書が分かるようにした。

（例）

・本文中

（黒川新二、一九八九年）

・引用文献一覧

黒川新二、一九八九年：「登校拒否を考える――こどもと社会」、『北海道教育の窓』、二〇巻、八号

第Ⅰ部　自閉症の研究

第1章　自閉症研究はどこをさまよったか
――ラターの迷走と言語観の混乱

一．はじめに――逆立ち理論とコペルニクス

コペルニクスは、いつもコペルニクス本人にはあまりありがたくないところで引き合いに出されてしまう。

一八世紀にはカントが、自分の先験的哲学の革新性をコペルニクスの天体運動説（地動説）になぞらえた。よく知られているとおり、カントは、存在と思惟との関係についての素朴な反映論を否定して、逆に思惟の先験性と優位性を主張した。カントは、自分の認識論がそれまで通用してきた素朴な発想（反映論）からの逆転であることを強調するために、コペルニクスによる天体運動観の革命（天動説から地動説への一八〇度の転換）を引き合いに出したのである。しかし、後世の私たちから見ると、発想の一八〇度転換ということでは似ているようであっても、コペルニクスは逆立ちしていた天体観（天動説）を正したのであり、一方、カントは素朴

ではあるがそれなりに正しかった経験的な認識論を否定して、逆立ちした理論をつくりあげてしまった。
日本の自閉症の研究者たちも、コペルニクスの転換、というたとえを用いている。次のような具合である。
「まず自閉症というものがあって、それを基礎に言語・知能・行動面に障害が起ってくる、という考えから、他の、より基本的な障害――たとえば言語や認知の障害をもたらしたであろう障害――のために自閉的といわれる行動上の障害が起っているのであり、自閉も症状の一つにすぎない、とする考え方への転換である。いわば天動説から地動説へというコペルニクス的転回である。」（中根晃、一九七八年）
中根晃の考えは、情報処理をつかさどる脳の機構に障害があり、それが言語や認知の発達を阻害し、また特有な対人関係障害（自閉）を引き起すというものである。中根晃の主張に代表されるような最近（注、本稿の執筆は一九九七年である）の自閉症観を、自閉症の言語認知障害説という。自閉症の言語認知障害説のリーダーは、イギリスのラター（Rutter, M.）である。ラターの考えは、脳機能障害のために言語発達や認知能力に障害が生じ、その結果、対人関係に障害が起きるというものである。言語認知障害説が登場する以前は、多くの研究者は、自閉症を乳幼児期のうちに顕在化する重症の関係障害であると考えていて、言語などの精神機能の発達に問題が起きるのは重症の関係障害の結果であると考えていた。ラターたちは、たしかに、障害の成立ちについての考え方を逆転させたのである。しかも、この逆転はカントの場合と同様に、誤謬である。

カントの先験主義の認識論も、ラターたちの自閉症の言語認知障害説も、ともに逆立ちした理論である。引合いに出されたコペルニクスは、あまり嬉しくないにちがいない。

自閉症研究は、言語認知障害説に引っ張られて、まわり道をたどった。言語認知障害説はあまりレベルの高い仮説ではないのだが、研究者の大半がこの仮説に追随した。追随することは、自分たちの精神現象観や発達観があまり高い水準にはないことを暴露することなのだが、しかし、児童精神医学にも発達心理学にも、自閉症の諸現象の解明を支えていけるような理論的な蓄積はもともとなかったのである。

その自閉症研究のまわり道が、終点に近づいている。言語認知障害説が逆立ち理論にすぎないことをはっきり指摘しているのは、今はまだ私や少数の研究者だけであるが、言語認知障害説はたびたび主張を変更した結果、今はもう、対立してきた説（カナー Kanner,L. の対人関係障害説）に紙一重のところまで回帰しているからである。言語認知障害説の登場以前の古典的な自閉症観（カナーの対人関係障害説）では、自閉症のこどもの最も重大な障害はまわりの人間とふつうの関わりをもてないことであると考えられていた。これに対して、言語認知障害説は、対人関係障害は二次的な派生的な問題にすぎないと主張してきたのだが、最近は、言語認知障害説の先頭を走っていると自認する研究者たち（ホブソン Hobson, R. P. やバロン・コーヘン Baron-Cohen., S. たち）が、自閉症児の認知能力の障害の中で最も重要な障害は、他人の感情や心の動きを理解する能力の障害であると言い始めている。言語認知障害説は、ラターの最初の主張を事実上取り下げて、古典的な自閉症観のすぐそばまで近づいているのである。

この小論では、一九六八年〜一九八六年の自閉症研究のまわり道をたどる。研究がまわり道をさまようことになった最大の原因は、言語について、ものごとを認識することについて、精神発達と精神的交通との関係について等、人間の精神活動の構造や成立ちについて、研究者たちが十分に理解できなかったことにある。研究者たちがつまずいてしまった問題を、読者といっしょに解いてみたい。

二、言語障害や認知障害はなぜ起きるのか

自閉症における言語認知障害といわれているものの本態は何か。ラターが、自閉症の基礎にあるのは言語障害であり、認知障害であると主張したのだが、そのラターの書いた論文を詳細に検討しても、「言語」ということばがどの範囲の事象を指すのか、「認知」ということばがどんな精神活動を指しているのか、分かりにくいし、定義も書かれていない。ラターはこれらのことばを、範囲と内容とをきっちり確定した語として用いているのではないのである。自分の自閉症仮説の柱になる概念を漠然とした表象にとどめておくということはあり得ないと思われ

るかもしれないが、ラターの場合には事実である。一九八〇年代に日本児童精神医学会の招きで来日したラターは、会員の質問に答えて、言語などの複雑な精神活動にかんしては、専門家（言語学者や哲学者や心理学者）の援助が必要なのであると述べ、自分は深い見解をもっていないと述べていた。イギリス経験主義という土壌での臨床的な研究者として、それでよい、と考えているのだろう。

このような事情であるから、自閉症における言語認知障害といわれているものには、確定した範囲もないし、はっきり規定された内容もないのだが、学齢期や青年期の自閉症の人たちは以下のような諸精神機能の障害ないし習得遅延を示している。言語習得、身ぶりなども含めたコミュニケーション、人間の表情や感情表出を理解する力、他人の思考過程を推理する力、概念や、抽象度の高い思考、社会的場面で事情を理解する力や適切にふるまう力等の障害である。大部分が古典的な自閉症観（対人関係障害説）からも予想された精神機能障害であるが、実証データを揃えたのは、主に言語認知障害説の研究者たちである。しかし、考えてみてほしいのだが、ラターのように経験主義・実証主義の立場から一歩も踏み出さず、人間の精神活動の全貌を見通してみる作業を回避しつづけていれば、集めた実証データが研究を次の段階へ進めるのにすでに十分なのか、まだ不足なのかを判断することさえできない。

研究の次の段階というのは、自閉症の人たちの精神発達の構造を描く作業である。実証データが十分なのか否かは、精神発達の構造を描いてみて、新たな実証データが追加されなければ決められない部分が大きく残っているか否かで判断するのである。

自閉症の人たちの精神発達の構造を描いてみよう。学齢期や青年期の自閉症の人たちは、先に列挙したような精神機能の発達障害を示している。そして、列挙した能力はどれも、その能力を活性化し磨くために、あるいは先の世代からその能力を受けつぐために、まわりの人間との濃密な精神交流を必要としたものばかりである。コミュニケーション能力の発達は、乳幼児が養育者たちと密度の高い精神的交通を維持しながら発達していることで、促されている（黒川新二、一九九四年①）。他人の感情や思考を理解する能力も、養育者たちとの精神的交通に支えられて精神発達が進行するという人間特有の発達プロセスによって発達するものである（黒川新二、一九九四年②）。

また、言語表現の背景にある概念や、抽象度の高い思考の獲得は、各々の文化が歴史を通じて発展させてきた発想法や思考法を継承することなのであり、それらをすでに身につけている人たちとの精神的交通に依らなくては不可能なことである。そして、社会的場面は、網の目のように入れ組んだ規範で形成されている。こどもは、いろいろな水準の人間関係に積極的に参加して、いろいろな意志関係をとり結ぶ経験を積み、長い時間をかけて、少しずつ、各々の場面の背後にある規範群を理解するようになり、適切な形で意志を形成することもできるようになっていく。だから、社会的場面で事情を理解する力や適切にふるまう力は、意志をもった人間どうしの積極的な交わりの経験を積み重ねることがなければ、発達しない。

つまり、学齢期や青年期の自閉症の人たちは、まわりの人間との精神的交通によって初めて発達する一連の精神機能を発達させられずにいることがわかる。そこで、今度は、自閉症の人たちの幼児期の精神生活のあり方を考えてみよう。自閉症のこどもたちの行動特徴はよく知られているので改めて書かないが（カナーの自閉症論文の邦訳も出版されている。L・カナー、十亀史郎ほか訳、一九七八年）、自閉症のこどもたちは、養育者や周囲の人間たちと、直接的な形でも間接的な形でも精神的交通をほとんどもたずに、自分ひとりで活動する。また、他人を避け、意志をもった人間どうしとして積極的に交わることがない。このような幼児期の精神生活のあり方は、学齢期や青年期の精神機能の発達障害の様相に、明白に対応するものである。つまり、発達途上での精神的交通の乏しさが、成長後の一連の精神機能の障害を招いていると考えることができる。

さらに、列挙した諸精神機能はそれ自体が精神的交通を支える重要な能力であるから、起ってしまった諸精神機能の障害が精神的交通をさらに阻害してしまう。定式化していえば、精神的交通の乏しさが諸精神機能の発達障害を引き起こし、また、結果としての精神機能の発達障害が精神的交通の乏しさをさらに増強するのである。これが、自閉症の人たちの精神発達の構造である。

言語認知障害説の研究者たちが主張している「言語障害」や「認知障害」は、すべて、このような精神発達の構造の中で生じている部分現象である。この部分現象をいくつか組合せて、自己流の解釈をおこなっている研究者はいるが、精神発達の構造との関連はほとんど考えられていない。

三、ラターの自閉症の言語認知障害説

言語認知障害説のリーダーであるラターの後を追って、自閉症研究のまわり道をたどってみよう。ラターの研究や主張を、三期に分けて追ってみる。第一期は、一九六八年論文（Rutter, M. 1968）などで発想の逆転を提案した時期である。第二期は、言語発達障害を示す小児の調査と研究(自閉症児と言語障害児との比較検討)を行なった一九七〇年代である。第三期は、「社会的・情緒的な意味をもつ刺激を処理する」能力の障害が基本障害であると主張するようになった一九八〇年代である。

ラターは、第一期に、自閉症という障害の基礎を成すのは関係障害ではなく、言語障害や知能障害なのであると主張して、それまで通用していた自閉症の障害の見方をひっくり返そうとした。当時の論文（Rutter, M. 1968）の主張の要点は、①自閉症の人たちには言語障害や知能障害があること、②対人関係での孤立や自閉は言語障害や知能障害の原因ではなく、孤立や自閉は、むしろ派生的な症状であること、③言語障害や知能障害の原因は、結局、脳障害であることと、である。

このラターの主張を吟味してみよう。①は、幼児期のうちにめざましく回復しなかった自閉症児たちに関する限り、その通りである。③は、直接証明できるものではなく、①と②からの推論である（これは、一九八〇年代の自閉症脳障害説でも変わっていない。これに、脳障害の存在を疑うことのできる情況証拠がいくつかつけ加えられているだけである）。ラターの自閉症仮説の成否は②の正否に懸かっている。主張する根拠は以下のことである。

「過去の対人的ひきこもりが言語の発達を妨げたのだと仮定する余地はあるだろう。そういう仮定は『臨界期』という概念に依拠することになる。臨界期がないのであれば、対人関係からひきこもらなくなった後に言語が発達してくるはずである。」

「臨界期という概念は、特定の機能が特定の年齢にのみ、成熟の特定段階の間にのみ、発達可能であるということを意味するものである。―中略―これは鳥類の研究で発展してきた考えであり、人間にもそのような明確に区切られた臨界期というものがあることを示す十分な証拠はない。」

「ひきこもりが軽減しても知能測定値に変化がない。自閉症状が青年期になって非常によく改善したケースでも、知能指数にはほとんど変化はなく、平均七～八点上昇したにすぎない。この所見を対人関係障害説に適合させようとすれば、児童期早期の臨界期に正常の対人関係をもっていなければ知能は発達しないのであると考えなくてはならず、臨界期においてひきこももっていたこどもは、その後の状況がどうであっても、もう知能を発達させることは不可能なの

だ、と考えなくてはならない。」（いずれもRutter, M. 1968）

自閉症児たちは、年齢が高くなると幼児期のような強い孤立や自閉を示さなくなり、しかし言語障害や知能障害は青年期になっても存続しているので、人間の精神発達にも臨界期があるとでも考えない限り、対人関係障害が原因で言語と知能の障害がおこるという論は成り立たないのだというのがラターの説明である。

私もラターと同じく、臨界期というような考え方を安易にとり入れることには反対である。しかし、人間の発達に臨界期があるか否かの議論をするよりも前に考えるべきことがある。自閉症児たちは年齢が高くなると対人関係が改善するといわれ、確かに、幼児期にめざましく回復しなかったケースでも、学齢期や青年期になると、名をよばれるとふりむくようになり、対面すると視線を合わせるようになる。ラターは、この変化を指して「対人関係からひきこもらなくなった」と述べて、言語習得を阻害するような対人関係障害が消失したと見なしている。ここがつまずきである。

視線が合わない等の幼児期の対人関係障害の症候の軽減は、ただそれだけでは、自閉症の青年たちの精神生活のあり方が言語習得を可能にするような状態へ変化している、つまり、精神的交通の豊かな状態へ変化している、と結論づけることはできない。名をよぶとふりむく、対面すると視線を合わせるというような、いくつかの行動の有無だけを問題にするのではなく、精神的交通の乏しい精神生活のあり方が著明に変化したのかどうかを検討する必要がある。言語障害や知能障害をもつ自閉症の青年たちの精神生活を実際に検討してみれば、言語などの精神機能を発達させる糧になるような精神的交通が、言語習得期の健常小児と比べると、密度も量もはるかに少ないことにすぐ気づくはずである。言語障害や知能障害をもつ自閉症の青年たちにおいては、精神的交通の乏しい状態がつづいている。その状態では、たとえ臨界期というものがなくても、小児期に伸び悩んだ精神機能が青年期に飛躍的に回復するということはあり得ない。

後に述べるように、ラターは第二期の研究で、自閉症の人たちは年齢が高くなってもまわりの人間たちとあまりコミュニケーションをもたず、孤立した精神生活を送っているということをつかんだ。しかし、それでも自分の主張に疑問をもつことがなかった。これはどういうことだろうか。ラターは、精神的交通の豊かさや乏しさについての事実こそが自分の仮説の成否を証明するということを理解していなかったことになる。精神発達の原動力や過程を理解する力がないために、自分の仮説の成否がどういう事実の把握にかかっているかが分からなかったのである。

ラターの失敗は、私たちに、実証ということについての教訓を残している。理論を事実と対時できるところまで磨くことができなければ、実証も何もない。実証性ということばは、事実の収集を表すことばではなく、理論と事実との関係を表すことばなのである。

四．研究をつまずかせたもの――言語観の混乱

第一期のラターの主張は、言語障害（言語発達が重度に障害され、話しことばの意味理解ができないこと）が自閉症の「基本障害」であるというものである。要するに、ラターは、自閉症児は言語障害児にほかならないと考えていた。第二期の研究は、この第一期の仮説を検証するために行われた。第二期の研究というのは、一九七〇年代に実施された、言語障害児と自閉症児との異同についての調査と研究である。ラターたちは、「年齢は四歳六ヵ月から一〇歳まで、言語を用いない知能検査法では知能指数が七〇以上であること、そして幼児期から言語理解に障害をもちつづけていることもたち」を、イギリス国内の相談機関や教育機関に協力させて抽出し、言語障害と自閉症との関係――この二つの障害は別々のものなのか、それとも同一のものなのか――を調べた。

この調査と研究の結果は、自閉症と狭義の言語障害とは別々のものであることを示した。すなわち、言語理解に障害のあるこどもを集めると、一部のこどもたちは言語理解障害と対人関係障害および知能検査成績の特徴ある傾向をもっていて、つまり自閉症児であり、ほかのこどもたちは、言語理解障害はあるが対人関係障害がなく、知能検査成績も自閉症児たちとは違っていて、つまり純粋な言語障害児であり、自閉症と狭義の言語障害とは互いに異なる障害であ

ることを示唆する結果だった。

こういう結果だったので、ラターは第一期の主張を修正しなければならなくなった。次の引用文は修正された後の主張なのだが、何を述べているのか理解するのに骨が折れる。

「言語受容（言語理解のこと―引用者注）の障害ということだけでは自閉症を説明するのに十分ではない。」

「比較研究（言語障害児と自閉症との異同についての研究―引用者注）の結果から、自閉症は言語の異常と認知欠陥とを伴うものであり、その認知欠陥が言語障害児たちと比べてより重症でより広範囲であり、パターンの異なるものであることが分かった。実際、自閉症児の認知の障害は言語と結びついているような性質のものである。―中略―しかし、会話言語（spoken language）の範囲を越えている障害である。」（いずれも、Rutter, M. 1983）

ラターは、自閉症児の「認知欠陥」と言語障害児にみられる認知障害との異同を論じている。言語障害児が示す認知障害を、言語習得障害と直接関連する認識能力の障害であると考えるならば、自閉症児の認知障害は「より重症でより広範囲であり、パターンの異なるもの」なのだから、ラターとしては、認知障害の面から検討しても自閉症は言語障害とは別の障害である、あるいは、言語障害にさらに別の障害も加わった複合的な障害である、という結論を導かなくてはならない。ところが、ラターは、それでもなお「自閉症児の認知の障害は言語と結びついている」という。ラターがなぜそのようなことを言うのかは、ラターがどんな言語観をもっているいるのかを説明しなければ読者には理解しがたいと思われるが、ラターの混乱した言語観を説明する前に、第二期の研究の結論はいったいどうなるのかを考えておこう。素直に理解すれば、第二期の研究の結論は、言語障害は自閉症の部分現象にすぎず、自閉症は狭義の言語障害とは別の障害であるということになる。一方、ラターは研究結果を右の引用文のように解釈するのだから、そうするとどうなるのだろうか。言語の障害こそが自閉症の基本的な障害であるという予想は、肯定されたのか、それとも否定されたのか？　実は、ラターはそれを判断できずにいるのである。引用文は、第二期の研究を回顧して一九八三年に書いたものだから、一九八〇年代になってもラターは判断できずにいる。

どうしても必要なのであると主張して、関係者を協力させて材料を集めて、いざ材料（この場合はデータ）が集められると、どう利用したらよいのか分からなくなって悩んでしまうという、まるでこどもが立てた計画のような情けない状態になっているのだが、ラターの研究の進め方をみると、そういう状態になるのは当然であるかもしれない。第二節で説明したように、ラターは、人間の精神活動の全貌を見渡して、特定の精神現象をその中で把握しなおすという作業を避けていた。

言語障害仮説の検証のための研究ということであれば、言語に取り組むわけだが、ラターはラター流のやり方で、つまり、言語活動がほかのいろいろな精神活動とどんな関係にあるのかをあまり理解せずに、実証的な研究を推し進めた。事実資料をたくさん集めればそのうちに答えがみつかるだろうという安易な姿勢は、臨床医学の研究者には多いものであるが、精神現象は論理を踏み台にして初めて近づける対象なので、経験主義・実証主義の研究方針ではすぐ遭難する。ラターがそうなのである。

言語についての理論的な検討を省略して事実資料の収集に専念したことについて、ラターが自己弁護している文章がある。

「私の提言は、自閉症は、言語理解の欠陥、および言語や言語関連機能を取り扱う認知過程の欠陥の結果だろうというものだった。この仮説はまちがってはいなかったが、しかし混乱の種をはらむものだった。『内言語』という考えや、言語の基礎にある思考過程、という考えを、いやおうなく喚起するからである。これは問題だった。というのは、そういう思考過程というものは確かにあるのだが、どの思考過程が言語に関係があり、どの思考過程が言語に関係がないのかを決定する簡単な方法がないからである。それゆえに、どの思考過程が言語の基礎なのかということで頭を悩ませるのではなく、むしろ自閉症の言語異常や行動特徴が生じるためにはどの認知機能の欠陥が不可欠なのかを、直接調べるほうがよい」(Rutter, M. 1983)

ラターの方法をよく表しているが、この方法のために遭難したのである。

さて、ラターはどんな言語観をもっていたのか。この節の最初に、ラターが第二期の研究の結論を述べている文章を引用したが、その文章が理解しにくいのは、ラターの言語観が私たちの言語観とは異なるためである。直前に引用した文章では、ラターは言語についての考察を放棄するといっているが、それまでに英語圏の心理学や言語学の出版物を読んでラターなりの言語観を持とうとしたのだと思う。彼なりの言語観があらわれている次の文をみると、そのことがよくわかる。英語圏の心理学者や言語学者たちの混乱した言語観を受けついでいるからである。

「自閉症児の言語の障害は、より広汎で、会話言語の範囲を越えており、身ぶり表現、書字言語、系列化（sequencing、継起的事象を取り扱う能力のこと—引用者注）、抽象を含む障害である。」(Rutter, M. 1985)

ラターは言語概念を、一方では、いくらかでも言語に関係ありそうな精神活動（たとえば「系列化」や「抽象」）をすべて含んでしまうように拡張しているし、さらにもう一方では、非言語的な表現（たとえば「身ぶり表現」）を含んでしまうように拡張している。こういう拡張のしかたは、後で述べるように、英語圏の心理学者や言語学者たちからの受けつぎである。ラターは拡張した言語概念を受けついではみたものの、その言語概念では、「どの思考過程が言語に関係があり、どの思考過程が言語に関係がないのか」を区別することすらできなかった。ラターは、その段階で、言語についての考察から撤退したのだろう。

児童の心理を研究している英米の研究者（および、それを輸入している日本の研究者）には、ほとんど例外なく、言語観の混乱がある。混乱を生む歴史的な背景があるからである。

英語圏では、構造言語学が、ソシュールが提唱したパロール（parole）とラング（langue）

という二分発想を受けついできたので、具体的な言語表現とは別のところに、「言語」という実体的な存在を想定する伝統的な誤謬がある。私たちならば、言語は精神的交通のためにそのつど作り出される物質的な手がかりの一種類と考えるから、具体的な言語表現こそが言語であり、具体的な表現とは別のところに存在するのは言語規範か概念か、あるいはたんなる音声表象であって、これらは言語ではなく、精神活動（認識）であると考える。

一方、構造言語学とは無関係に、ワトソンやヴィゴツキーが「内言」というものが存在すると主張した。彼らは、最初に個体と個体との間でやりとりされている言語（「外言」）があり、つぎにそれが個体の心の中へ入り込み、思考を担う存在（「内言」）になると考える。私たちならば、言語は物質的手がかりそのものであり、つまり物質の水準の存在であるから、それが心の中へ入りこんで精神活動を担ったりするわけがないと考える。ヴィゴツキーたちの「内言」は、概念や論理的思考そのものを指しており、しかも、概念と、概念を想起するときに伴われる言語表象（音声などの物質的手がかりのたんなる表象）とを、混同し同一視してしまったところから生まれた誤った発想である。英語圏の心理学者や言語学者は、構造言語学の「言語」の考え方とヴィゴツキーたちの「内言」の考え方の両方をとり入れて、言語表現を媒介する規範（言語規範）も、言語表象も、概念や論理的思考も、さらには、それらに間接的に関係する精神活動までも、すべてを「言語（language）」と見なしている。

これらの脱線は、言語表現と概念的思考とが結びついているという、それ自体は正しい理解から発した脱線なのだが、脱線はこれらにとどまらない。さらには、言語は概念と言語規範とに媒介された表現であるという限定までも外してしまって、非言語的な諸表現も何もかも、すべての表現を言語に含めてしまう言語学者もいる。

以上が言語観の混乱を生んでいる背景である。ものごとを、互いに関連あるものとして関係づけて考察することと、規定があいまいなために区別できなくなって混同してしまうこととは別のことである。英語圏の研究者たちの言語観の場合は、後者である。言語概念が限りなく拡張されてしまうので、そこから言語とは何かを学ぼうとしたラターが、「どの思考過程が言語に関係があり、どの思考過程が言語に関係がないのかを決定する簡単な方法がない」と感じて途方に暮れたのはもっともである。

言語観の混乱は、自閉症研究だけではなく、こどもの心理や発達に関するいろいろな研究を、いつもつまずかせている。

五．ラターの仮説の方向転換

第二期の調査と研究からラターが導いた結論はあやふやなものだったが、得られているデータの中には、自閉症の精神機能障害の本態を指し示すようなデータがある。私が本態をどう考えているかは第二節で述べたが、ラターたちのデータも眺めてみよう。

表1：バータクたちの比較研究——言語について

(Bartak et al,1975)

	自閉症児　19人 (平均7歳0月)	言語障害児　23人 (平均8歳2月)
平均発話長(a)	4～5語	4～5語
ライネル式検査による理解言語年齢	3歳8月	4歳8月
自発的におしゃべりする(b)	5人	17人
質問されると、してきたことを報告する	7人	18人

注 (a) 1発話(文)中に含まれる語数の平均値
(b) 週に2回くらいはこういう会話をしているかどうか

自閉症の精神機能障害の本態を示唆するのは、言語障害児と自閉症児との障害の様相の相違である。障害の様相の相違は、言語にかんする調査と知能検査とで見つけられた (Bartak, L., Rutter. M, and Cox, A 1975など)。このうち、言語にかんする調査で見つけられたことを紹介する。資料の要点を抜粋して、表1に示した。表1の上段は言語能力にかんするもの、下段は言語生活のあり方にかんするものである。

調査対象の自閉症児一九人は、生活年齢が平均七歳〇ヵ月で、言語表出力の指標の平均発話長が四ないし五語（これは四歳児程度の言語表出能力に相当する）、言語理解力が三歳八ヵ月水準である。重度の言語習得障害を示すことの多い自閉症児の中では、言語発達の比較的良好な自閉症児たち

表2：自閉症児の身振り表現

(Bartak et al,1975)

	自閉症児 19人	言語障害児 22名
身振り表現テスト		
物品をみて、それを身振りで表現する		
(問題例、クツ下)[a]	5.56	6.55
ことばで命じられた動作をする		
(問題例、「洗うようすをしなさい」)[b]	2.81	5.00
身振り理解テスト		
身振りに対応する物品を当てる[c]	4.63	5.95
身振りに対応する動詞を当てる[d]	2.44	4.55
日常生活で身振り表現を使う		
(指差し以外にも身振り表現をする)	2人	13人

注 (a) 6語の物品を用い、こみいった正確な身振りには各2点、正しいがおおざっぱな身振りには各1点を与えている。満点12点。(b) 5種のことばを用い、(a)と同じ採点。満点10点。(c) 6問あり各1点、満点6点。(d) 5問あり各1点、満点5点。

を調査していることになる。表1の下段の「自発的に人とおしゃべりする」の項目と「質問されると、してきたことを報告する」の項目は、家族や親しい人間とのコミュニケーションにかんする調査項目である。自閉症児と言語障害児との差が目立つのは、この二項目の結果である。自閉症児たちは、まわりの人たちとあまり会話せずに毎日を送っていることを示す調査結果である。

身ぶり表現についても調査されている。表2が、結果の抜粋である。

表2の上段の「身ぶり表現テスト」と「身ぶり理解テスト」は、身ぶり表現の能力の調査である。非言語的な身ぶり表現の能力の発達は、自閉症児たちが劣る。表2の下段の「日常生活で身ぶり表現を使う」の項目は、日常生活でのコミュニケーションのあり方の調査

である。

身ぶり表現は、語彙や言語表現力の不足を補うために用いたり、あるいは、抽象的な表現である言語だけでは表現しきれないものを表現するときに用いたりするものである。「日常生活で身ぶり表現を使う」の項目の調査結果をみると、自閉症児は、言語だけでは十分に表現できないことを身ぶりで代替したり補ったりすることがほとんどないことがわかる。これは何を意味するのか。これは、すべての表現方法を動員してでも自分の気持ちを残らず相手に伝えようとすることがあまりないということを意味している。他人との精神交流の重要さの意識や切実さが、自閉症児たちには少ないことを示唆している。

ラターたちが得た資料には、言語にかんする調査の結果のように、自閉症児は学齢期になっても精神的交通の乏しい生活を営んでいることを示すものが含まれているし、身ぶり表現の調査の結果のように、種々の表現方法を動員して気持ちを伝え合う体験の不足と、表現能力の発達障害とが、互いに媒介し合っていることを示唆するものも含まれている。

知能検査を用いた調査については紹介を省くが、ラターたちが得た資料はそのまま、第二節で述べた自閉症児の精神発達の構造の証明になるようなものである。

以上のように、第二期の研究は自閉症の精神機能障害の本態を指し示すような資料をもたらしたのだが、ラターには自分が求めて手に入れた資料を読み解く力がなかったので、自分の仮説が逆立ちしていることになかなか気づけなかった。それでも、月日の経過とともに、自閉症言語障害仮説には欠陥があり、そのままの形で通用する説ではないことを認めた。

そのプロセスはなしくずし的であり、内容は、言語障害仮説から離れるかと思うと、また戻るというような歯切れの悪いものであるが、ラターは自閉症の精神機能の障害に関して、主張を変えた。一九八〇年代のことであり、この時期を第三期とよぶことにする。第三期のラターの主張は、次のようである。

「説明できないことがいくつかある。—中略—言語の問題では、自閉症児が言語を社会的コミュニケーションのために使用することが少ないことである。自閉症であっても流暢に話せるようになる人もあり、しゃべりすぎると言ってよいような自閉症成人もいる。しかし、そのような自閉症者でさえ、会話は健常児の場合のように相互に応え合うような形にはならず、常同的な陳述と決まりきった質問とを相手にあびせつづける傾向がある。—中略—もう一点は、自閉症者は、流暢な言語を獲得し、また、小児期の粗大な認知欠陥を克服した後にも、人との交流に異常さを示しつづけることである。」(Rutter, M. 1983)

言語障害仮説を提案した第一期には、成長した自閉症の人たちでは対人関係は改善するのだが、言語障害や知能障害が永続するのであると述べた。それが第三期には反対になり、自閉症の人たちは言語や認知の障害を克服したとしても、人との交流の異常を残していると述べているのである。力点の逆転である。こういうことになったのは、第一期において、いくつかの行動特徴の有無をみただけで軽率に対人関係障害の存続や消失を判断したからである。

力点を移動させたラターは、自分の自閉症説を根本から作り直すつもりになったのだろうか。残念なことに、そうではなさそうである。とくに、脳障害に起因する特定の精神機能の障害があって、それが自閉症のいろいろな症状を生み出しているという自閉症観は、決して変えるつもりがなさそうである。第一期にはラターは、その特定の精神機能障害を言語障害と考え、あるいは、言語と密接に関連する何らかの能力の障害と考えた。そして、その障害（「基本障害」）を見つけるために、自閉症児の言語活動や知能を調べつづけた。第三期にはラターは、力点を移動させたが自閉症観は変えていない。だから、研究方法は第一期や第二期と同じである。「基本障害」を探しに行く行き先が、かつては言語活動の領域であり、今度は対人関係の領域に移っただけである。次のように述べている。

「自閉症児の対人関係の異常は、社会的・情緒的な意味をもつ刺激を処理するときの、社会的認知の障害に由来するものであろう。」(Rutter, M. 1985)

「自閉症児にとって難しいのは、情緒的ないし社会的な『意味』を担う刺激のようである。このことが、脳の機能や神経生理学的過程という点で、何を反映しているものなのかは、まだ不明である。」(Rutter, M. 1983)

「言語障害」から、外延のあいまいな「言語と認知の障害」へ、そして「社会的認知の障害」へと主張は変わってきたが、発想と方法の根本的な欠陥はそのままである。

六．おわりに――自閉症の基本障害という幻想

言語認知障害説の立場に立つ研究者たちは、あるひとつの精神機能の障害（「基本障害」）が核になって、そこから他の諸障害や諸症状が派生しているという構図を描いた。そして、その「基本障害」について、あれでもない、これでもない、と議論した。研究者たちは、一九八〇年代後半も、他人の表情や感情表出を理解する能力を調べたり（Hobson, R. P. 1986）、他人の思考過程を推理する能力を調べたり（Baron - Cohen, S. 1985）して、議論をつづけている。しかし、基本障害というのは幻である。言語習得を障害し、コミュニケーション能力の発達を障害し、他人の感情表現を理解する能力を障害し、他人の思考過程を推理する能力を障害し、概念の習得を障害し、抽象度の高い思考を身につけることを妨げ、社会的場面で事情を理解する力や適切にふるまう力が発達するのを障害するものは何か、という問いを立てれば、人間の精神発達についていくらかの見識をもっている人間であれば、答えは自明なのではないだろうか。ましてや、自閉症の研究をしている人間は児童精神医学者や発達心理学者である。言語認知障害説の誤謬に早く気づくべきである。

言語認知障害説を支持する研究者たちには、自閉症のこどもたちは壊れたコンピューターのように見えるのだろうか。しかし、このこどもたちは、壊れたコンピューターではない。人間

の精神生活は、他者との精神的交通によって形成され、維持されなければならない。自閉症は、人間の精神がこういう本質をもつために起こる障害なのである。自閉症という障害を担うこどもたちは、だから、決して壊れたコンピューターではない。人間存在の本質を共有しており、人間だけに起こる障害を担っていて、紛れもなく私たちのこどもなのである。

【引用文献】

Baron - Cohen, S. ,Lesile, A. M., and Frith, U. 1985: Does the autistic child have a " theory of mind " ? Cognition, 21 ; 37 - 46, 1985

Bartak, L., Rutter. M, and Cox, A 1975 : A comparative study of infantile autism and specific developmental receptive language disorders　— I. the children. British Journal of Psychiatry, 126 ; 127 - 145,1975

Bartak, L., Rutter, M. and Cox, A. 1977 : A comparative study of infantile autism and specific developmental receptive language disorders　— III. discriminant function analysis. Journal of Autism and Childhood Schizophrenia, 7 ; 383 - 386, 1977

Cantwell, D.. Baker. L. and Rutter, M. 1978: A comparative study of infantile autism and specific developmental receptive language disorders　— IV. analysis of syntax and language function. Journal orders of Child Psychology and Psychiatry, 19 ; 351 - 362, 1978

Cox, A., Rutter. M., Newman, S. and Bartak, K. 1975 : A Comparative study of Infantile autism and specific developmental receptive language disorders — II. parental characteristics. British Journal of Psychiatry, 126 ; 146 - 159, 1975

Hobson, R. P. 1986: The autistic child's appraisal of expressions of emotion. Journal of Child Psychology and Psychiatry, 27 ; 321 -342, 1986

L・カナー、十亀史郎ほか訳、一九七八年：『幼児自閉症の研究』、黎明書房

黒川新二、一九九四年①：「身ぶりや指さしの表現について—前言語段階の検討」、人権と教育、二〇号。本書に「身ぶりや指さしはどのような表現なのか」と改題して収録。

黒川新二、一九九四年②：「乳幼児のこころ育ち」、人権と教育、二一号。本書に「乳幼児の精神発達のしくみ」と改題して収録。

中根晃、一九七八年：『自閉症研究』、金剛出版

Rutter, M. 1968: Concepts of autism — a review of research. Journal of Psychology and Psychiatry, 9 ; I - 25, 1968

Rutter, M. 1983: Coggnitive deficits in the pathogenesis of autism. Journal of Child Psychology and Psychiatry, 24 ; 513 – 531, 1983

Rutter, M. 1985: Infantile autism and other pervasive developmental disorders. In Rutter. M. and Hersov, L. (eds),Child and Adolescent Psychiatry—Modern Appoaches, 2nd Edltion, Blackwell Scientific Publications, London,1985

第2章　自閉症と発達障害の研究の過去と未来

一．発達障害ということばについて

はじめに、発達障害ということばについて説明する。発達障害という用語は、単一の障害の名称ではなく、多数の障害を含むグループの名称である。英語では developmental disorders であり、発達障害群と訳すほうが誤解を生まない。発達障害は、精神機能の発達が、全般的に、あるいは、部分的に、阻害されているような諸障害の総称である。

精神医学のなかでのこの用語の歴史は、次のようである。一九六〇年代まで、研究者たちは、こどもが特定の能力の障害を持ち、かつ、それが生まれもった脳の障害に起因すると思われるときに、「発達性〇〇障害」と名づけた。こどもが言語能力の障害を持っている場合には発達性言語障害と名づけ、こどもが文字を読む能力に障害を持っている場合には発達性読字障害と名づけ、こどもが計算能力に障害を持っている場合には発達性計算障害と名づけていた。〝発達性（developmental)〟という修飾語は、発達が阻害されている、ということを表す修飾語である。この時代には、発達障害は、発達性言語障害や発達性読字障害や発達性計算障害など、特定の能力の発達の障害の総称だった。

一九八〇年代になると、発達障害は、もっと多くの障害を包摂する大グループの名称として使われた。そのようなことばの使い方の一つは、アメリカ精神医学会が作成した「診断と統計のためのマニュアル第3版改訂版（ＤＳＭ－Ⅲ－Ｒ、一九八七年）」に見ることができる。このＤＳＭ－Ⅲ－Ｒでは、①知的障害（精神遅滞）、②広汎性発達障害（自閉症など）、③特異的発達障害（特定の能力の障害のことであり、発達性言語障害や発達性読字障害や発達性計算障害など）、の三つをひとまとめにした大きなグループを作り、それを、発達障害と呼んだ。発達障害を大グループの名称として使ったもう一つは、ＷＨＯ（世界保健機構）が作成した「国際疾患分類第一〇版、精神および行動の障害─臨床記述と診断ガイドライン（ＩＣＤ－一〇、一九九二年）」である。ＩＣＤ－一〇では、広汎性発達障害と特異的発達障害とをひとまとめにしたグループを作り、それを、心理的発達の障害と呼んだ。このように、一九六〇年代と比べると、一九八〇年代には、発達障害ということばがもっと多くの障害を包摂することばとして使われるようになった。

先に述べたＤＳＭ－Ⅲ－Ｒの①②③のうち、①の知的障害は、全般的な能力の発達の障害である。③の特定の能力の障害は、部分的な能力の発達の諸障害である。だから、①と③とを近縁の障害であると考えて、発達障害というひとつのグループにまとめることは、それなりに合理的であり、反対意見は少なかった。一方、自閉症を発達障害というグループに入れることに対しては、反対意見があった。このマニュアルの作成作業は一九七〇年代に始まっており、自閉症のこどもたちが示す能力の障害は脳の障害に起因するものであるという主張に対して、反対意見があった時代である。マニュアルの作成者たちは、自閉症とその近縁の障害を広汎性発達障害と名付け、そして発達障害という大きなグループに入れることによって、自閉症のこどもたちが示す能力の障害は脳の障害に起因するものであるという主張への支持を表現したのだろう。

障害の国際分類をリードしているアメリカ精神医学会は、一定の間隔でマニュアルを改訂しているのだが、その後の一九九四年の改訂では、発達障害というグループ名称を廃止した（診断と統計のためのマニュアル第4版、ＤＳＭ‐Ⅳ、一九九四年）。この一九九四年の改訂には、障害を体系的に分類することを嫌い、実用的で機能的であることを好むアメリカ精神医学の傾向が強く現れている。発達障害というグループ名称の廃止はそのためである。この一九九四年の改訂では、こどもの精神障害を体系的に分類することを止めた。そして、「知的障害」「学習障害（学業に関する特定の能力の障害で、発達性読字障害など）」「運動能力障害」「コミュニケーション障害（発達性言語障害など）」「広汎性発達障害」「破壊的行動障害（注意欠如・多動性障害など）」「幼児期の哺乳と食事の障害」「チック障害」「排泄障害（遺尿症など）」を、ただ並列した。

表１

精神発達の障害、およびそれに準じる障害
知的障害 広汎性発達障害 （自閉症、アスペルガー症候群など） 特定の能力の障害 （言語障害、読字障害、計算障害など） 注意欠如・多動性障害

二、日本の発達障害者支援法

精神医学のなかでの発達障害ということばの歴史は以上のようであるが、日本での発達障害ということばの使い方には、日本だけの事情がある。それを説明する。

日本の研究者には、ＤＳＭ－Ⅳの出版以後も、発達障害というグループ名称を使い続けた研究者が多い。そして、日本の研究者の多数は、発達障害というグループには、ＤＳＭ－Ⅲ－Ｒの①②③に加えて、注意欠如・多動性障害（注意欠陥・多動性障害）も含めるべきであると考えていた。表1が、現在の日本の研究者の多数が考える、発達障害というグループである。

注意欠如・多動性障害を発達障害というグループに入れる理由は、研究者によって異なった。ある研究者は、注意欠如・多動性障害には学習障害（発達性読字障害など）が合併することが多いことを、その理由にした。別の研究者は、注意欠如・多動性障害は生来の脳の障害がこどもの精神活動に影響を与えているという点で他の発達障害と類似していることを、その理由にした。さらに別の研究者は、注意欠如・多動性障害の症状である多動性・衝動性・注意障害が、行動統制力や注意力の発達の障害であると考えられることを、その理由にした。けれども、これらの理由の成否や、注意欠如・多動性障害を発達障害のグループに入れることの正当・不当は、深く討論されなかった。もともと、このようなグループ分けは、整理するための仮の方法に過ぎないと考えられていたからである。

発達障害ということばの使い方には、さらに、もうひとつの日本だけの事情がある。それは、二〇〇四年の発達障害者支援法の制定である。この法律の制定の前には、福祉や医療の現場において、いくつかの障害を発達障害ということばでひとまとめにして呼ぶことは、ほとんどなかった。現在のように発達障害ということばが頻繁に使われるようになったこと自体が、この法律の影響である。

発達障害者支援法は、精神発達の障害、あるいは、それに準じる障害があり、しかし、既存の福祉法令で福祉を受給する権利を認められていない人たちに対して、福祉を受給する権利を作り出すために制定された法律である。表1の諸障害のうち、知的障害だけは、知的障害者福祉法と児童福祉法で、福祉を受給する権利が認められていた。しかし、その他の障害は、既存の法律では、福祉を受給する権利が認められていなかった。発達障害者支援法はその状態を改善することが目的の法律だったので、法律の対象を、広汎性発達障害、特定の能力の障害、注意欠如・多動性障害、の三つに絞っている。二〇〇四年以後、この法律の影響で、発達障害を、広汎性発達障害、特定の能力の障害、注意欠如・多動性障害の三つを指すことばとして使う人が増えた。

ただし、この三つの共通点は、それまでの福祉法令で十分な取り扱いがされていなかった、という点だけなのである。障害の研究が発展し、この三つに深いつながりがあることが分かってきた、ということではない。福祉の現場が、ハンディキャップを持つ人たちを支援するために、とくに、福祉を受給する権利を主張するために、発達障害ということばを上記の三つの障害を表すことばとして使うことは正当であり必要なことであるが、しかし、このようなことばの使い方は、研究の進展に対応した変化ではない。

三．障害の研究はどう始まったか
——一九四〇年代から一九六〇年代まで

研究が進む過程には、人生と同じように、前進と後退とがあり、直進と回り道とがある。歩む道は直線路ではないので、道に迷う可能性がある。道に迷わないためには、時々、自分のたどった経路と、自分が今いる場所と、自分が目指す目的地とを、広い視野でとらえ直す作業をする必要がある。ここで、その作業をしたい。精神発達の障害の研究の歴史の大きな部分は自閉症の研究の歴史なので、自閉症の研究を中心に、障害の研究を俯瞰する。

まず、研究がたどった経路をふりかえる。

初期の自閉症の研究は、一群の症状を持った特別な状態のこどもたちがいることの発見である。そのこどもたちの症状は、人間への反応の乏しさ、言語発達の異常、ひとつのものへの過剰な集中と他の事物への無関心、である。発見者はカナーである（Kanner, L. 1943）。医学には、症候群ということばがある。何かの疾病に罹患していると推測される人たちに、複数の共通症状が現われ、その複数の共通症状を未知の疾病の標識のように用いることができる場合に、それを、症候群という。一九四〇年代から一九六〇年代まで、自閉症は、症候群の水準で認識されていた。

未知の事象の検討は、二つの作業によって進む。ひとつは、その事象を正確に把握する作業である。もうひとつは、その事象を他の事象と比べたり、他の事象との関係を考えたりする作業である。一九四〇年代から一九六〇年代まで、自閉症の研究では、幼児期の症状の把握と成長する姿の追跡とによって、自閉症と名付けた状態を正確に把握することが重要な作業のひとつだった。

もうひとつの作業、自閉症を他の精神疾患と比べたり、他の精神疾患との関係を考えたりする作業については、一九四〇年代から一九六〇年代までの研究では、研究者たちは、自閉症と統合失調症との関係を検討した。統合失調症は、急性期には、その人と関わってその人の心の動きを知ることが難しい精神疾患である。自閉症も、そのこどもと関わってそのこどもの心の動きを知ることが難しい精神疾患である。両疾患はこの点で類似している。この類似点から、自閉症では統合失調症と同じような心のあり方の変化が起きているのだろうと推測する研究者たちがいて、自閉症と統合失調症との異同を議論した。

統合失調症は、自閉症と同じく、症候群の水準で認識された精神疾患である。そして、統合失調症の人たちの心のあり方の変化がどういうものなのかは、一九世紀末から議論され続けて、まだ結論が得られない。そのため、自閉症と統合失調症との異同は、議論はできても、決定することはできなかった。そして、研究が次の段階に入ると、両疾患の関係は、次第に論じられなくなった。結論が得られたのではなく、論じる研究者がいなくなったのである。

四．症状の背景に何があるか
――一九七〇年代の研究

研究の次の段階を代表するのは、一九七〇年頃に始まったラターとラターの共同研究者たちの研究である。ラターは、自閉症の原因は、生まれ持った脳障害であり、自閉症の一群の症状は、何らかの能力の障害から派生している現象だろうと考えた。そして、その何らかの能力の障害は、言語障害に近縁の障害だろうと推測した。つまり、自閉症は発達性言語障害と同一の障害であるか、あるいは、それに近い障害だと考えたのである。一九四〇年代から一九六〇年代までの研究では、自閉症は精神疾患であり、統合失調症との関係を検討することで手がかりを得ることができると考えたが、一九七〇年代のラターたちの研究では、自閉症は発達障害であり、発達性言語障害との関係を検討することで手がかりを得ることができると考えたのである。

自閉症を統合失調症と比べることは、両者とも、まだ症候群の水準で認識されている疾患なので、症状を把握することには役立っても、疾患の本態に近づく糸口にはなりにくい。一方、自閉症を発達性言語障害と比べることは、言語障害に関して、成長してもなかなかことばを話すようにならないという症状の背景にある精神活動の障害がそれなりに研究されているので、自閉症の理解を、症状を認識する水準を超えて、症状の背景にある精神活動の障害を検討する水準へ引き上げる糸口になる。自閉症を統合失調症と関係があると考えることよりも自閉症を発達性言語障害と関係があると考えることの方が真実に近いとは限らないが、事象の認識を一段階上の水準に引き上げることに関しては後者が勝ったのである。

自閉症を発達性言語障害に近縁の障害であると考えたラターたちの研究の展開と帰結については、私の別の稿を読んでいただきたい（黒川新二、一九九七年）。

五．自閉症は何の能力の発達障害か——一九八〇年代の研究

一九八〇年代の研究は、ラターの考えを部分的に修正する試みであった。一九八〇年代の研究者の多くは、自閉症は発達障害であるというラターの考えを受け継ぎ、ただし、発達が阻害されている能力が何であるかについてはラターの考えを修正する必要があると考えた。脳障害に起因するのは言語障害自体ではなく、別な能力の障害であり、その別な能力の障害は、言語の習得や、コミュニケーションのあり方や、社会的場面を理解することなど、広い範囲の精神活動に負の影響を与えるような障害である、と考えたのである。そのような考えに立って、一九八〇年代の研究は、自閉症の人たちの精神機能を調べ、最も基本にある障害は何かを考えた。ラターの共同研究者のホブソンやバロン・コーヘンの研究がその代表である。ホブソンは、基本にある障害は、他人の感情を知る能力の障害であると考えた（Hobson, R.P. 1986）。バロン・コーヘンは、基本にある障害は、他人の思考を理解する能力の障害であると考えた（Baron-Cohen,S., Lesile,A.M. and Frith,U. 1985）。しかし、いずれの研究も、仮定した基本障害によって、精神症状のすべてと、いろいろな能力の発達の障害とを説明することは難しかった。

一九八〇年代には、発達が阻害されている精神機能がもうひとつ研究されている。ラムゼイ

が、自閉症の人たちには行動遂行機能の障害がある、と報告した（Rumsey, J. M. 1985年）。人間が目的にかなう行動をするときに必要な精神活動を、神経心理学では、行動遂行機能と呼んでいる。行動遂行機能という用語で呼ばれている精神活動は、どのような操作をどのような順序で行えば目標に到達するかを考えること（予想と企画）と、行動を目的の下に組織化して制御すること（抑制と実行）とである。

行動遂行機能を検査するのに使われる方法は、次のようなものである（ラムゼイの研究を追試したオゾノフたちが使用した方法、Ozonoff, S., Pennington, B.P. and Rogers,S.J. 1991）。ひとつの検査は、遊具のパズル（『ハノイの塔』という木製玩具）を解く検査であり、順序不整に重ねられた大・中・小の輪を、操作の制限規則を守りながら、順序正しい形に重ね直す課題である。より少ない操作で重ね直すことができれば、より好成績であると判定する。好成績を取るために必要なのは、どのような操作をどのような順序で行えば目標に到達するかを考えることと、不適切な操作やむだな操作を行わないこととである。他の検査は、カードを分類する検査（『ウィスコンシンカード分類検査』）であり、色、あるいは形、あるいは書かれている数字が異なるカードを、色で分類する、あるいは形で分類する、あるいは数字で分類する検査である。カードをどの属性で分類するかを、ヒントから推理して、間違えずに、手早く分類することができれば、好成績である。なお、『ウィスコンシンカード分類検査』は、目的にかなった行動の遂行と範疇化能力とが密接な関係にあるというゴールトシュタインの独特な考え

(Goldstein, K. 1941）を受け継いだ検査法であり、その説明は省略する。

ラムゼイは、自閉症の人たちはこれらの検査の成績が不良で、予想と抑制の能力に障害を持つことが疑われる、と報告した。自閉症の人たちは、課題を解く方法を自由に変更することが難しく、同じ方法を繰り返してしまう傾向を持つことも、報告した。

ラターの考えを部分的に修正するために始められた研究は、他人の感情を知る能力や他人の思考を理解する能力など、事象を理解する精神活動に障害があることを示しただけではなく、さらに、目的にかなう行動を遂行する精神活動にも障害があることを示した。自閉症の人たちが持つ精神活動の障害は、一九七〇年代の研究が予想していたよりも、広い範囲に及んでいることがわかった。

六、多様な精神活動に障害があるのはなぜか
――一九九〇年代以後の研究

自閉症の人たちが持つ精神活動の障害の本態に近づく糸口は、相対的に強く障害されている精神活動と相対的に弱く障害されている精神活動との差異を、一九八〇年代の研究者たちとは観点を変えて検討することである。一九八〇年代の研究者たちは、障害されている精神活動と障害されていない精神活動との差異を、発達後の姿においてとらえたが、必要なことは、それ

ぞれの精神活動を、発達する過程、あるいは発達がつまずく過程をふりかえって、とらえ直すことである。しかし、一九九〇年代、および、それ以後の研究は、そのようには進んでいない。

一九九〇年代の研究は、自閉症の人たちが、なぜ、広い範囲の精神活動に障害を持っているのかを解明することだった。私は、それぞれの精神活動を発達過程との関係からとらえ直すことによって、なぜ一群の精神活動に障害が起きるのかを解明できると考えているが、一九九〇年代の研究は、それとは異なる方法で答えを探した。なぜ一群の精神活動に障害が起きるのかの答えを、精神活動を担う脳の形態的な構造に求めようとした。一九八〇年代の研究は、障害が起きている一群の精神活動にはどんな共通点やどんな因果関係があるのかを、精神活動の水準で解明しようとしたが、一九九〇年代の研究は方向を変えた。

脳と精神活動との関係を説明するために、少しだけ回り道をする。脳と精神活動との関係を研究する学問を、かつては大脳病理学と呼び、現在は神経心理学と呼んでいる。神経心理学の研究者たちの考え方には二通りあり、一つは、精神活動は脳全体で担われていると考える、脳機能の全体論であり、もう一つは、特定の精神活動は特定の脳の部位に担われていると考える、脳機能の局在論である。このうち、局在論の研究者たちは、脳の前頭葉がどのような精神活動を担っているのかを論じ続けてきた。前頭葉は、一次領(前頭葉の中では後方の部分)、二次領(一次領のすぐ前方の部分)、三次領（二次領よりもさらに前方の部分すべてであり、最も広い部分)に分かれる。このうち、一次領は、随意運動の個々の運動を担い、二次領は、個々の運動を目的にかなった行動に組織することを担うことが分かっている。しかし、三次領は、前・前頭野と呼ばれ、脳の中で最も広い部分であるが、どのような機能を担っているのかがなかなか分からなかった。

現在、局在論の研究者たちが考えている三次領の機能は、次のようである。三次領のうち、前・前頭野の背外側の部分は、二次領に近接しているので、二次領に関係が深い機能を担っている。その部分が担っている機能は、行動遂行機能であると考えている。三次領のうち、前・前頭野の前方底面の部分は、大脳辺縁系と位置が近い。それで、前・前頭野の前方底面の部分は、大脳辺縁系が担う情緒や対人感情と関連ある機能を担っていると考えている。

一九九〇年代の研究は、自閉症の人たちが一群の精神活動の障害をもつ理由を、脳の機能局在によって説明しようとした。オゾノフは次のように述べている。

「他人の思考を理解する能力の障害と行動遂行機能の障害とが共に起きているが、一方が他方の原因であるのではない。脳障害によって二つの障害が起きているのだが、二つの能力を担う神経機構は別々である。二つの障害は、それぞれの能力を担う脳の部位が近いために、共に起きるのであって、二つの障害の間に因果関係はない。

——中略——

考えられることは、前・前頭皮質の広い範囲にわたる障害である。前・前頭皮質の背外側の部分の障害は、行動遂行機能の障害を起こす。前・前頭野の前方底面の皮質の障害は、社会的孤立、人への接近行動の減少、コミュニケーションの障害、感情の希薄化、および、社会的ルールへの配慮の欠乏を引き起こす。

前・前頭皮質が行動遂行機能と情緒的行動の両方に密接に関与していることから、前・前頭皮質の障害が自閉症の病態の基礎にある可能性があり、そのように考えると、認知に関する症状と社会性に関する症状との両方が説明できる。

——中略——

脳障害が前・前頭皮質の広い範囲にわたっていれば、多様な神経心理学的領域の障害を起こしうる。このような理由で、互いに無関係なはずの一群の能力が、自閉症においては、関連して障害を示すのである」(Ozonoff, S., Pennington, B.P. and Rogers,S.J. 1991)。

研究者たちは、なぜ一群の精神活動に障害が起きるのかを精神活動の水準で検討し続けることができなくなって、脳の形態的な構造によって説明しようとしたのである。オゾノフたちのような考え方は、その後、自閉症研究の主流になっていて、現在も、なお、続いている。私は、このような考え方は、精神的な現象を考察する方法の後退であると思うが、しかし、広く見わたすと、精神医学全体がオゾノフたちと同じ方法で精神的な現象を考察するようになっている。

このような方法を支えているのは、脳の局所の神経活動をとらえる画像診断法の急速な発展である。画像診断法の発展は、精神医学の発達によるものではなく、工学機器の発達によるものである。その工学機器の発達は、コンピューターによる情報処理の発達に支えられている。

つまり、研究者たちは、自閉症の謎を自分の頭脳によって解くのではなく、コンピューターに解いてもらおうとしていることになる。

七．精神発達の障害の研究の目的地

自閉症の研究がたどった道をふりかえるのはここまでにして、発達障害の研究が今どこにいて、研究の目的地がどこなのかを考えてみよう。述べてきたように、自閉症は、長い間、症候群の水準で研究されていた。そして、症状、行動特徴、および、成長過程がどのようなものであるのかが分かった。次の段階では、症状や行動特徴を生み出している精神活動のあり方が研究された。きっかけになったのは、ラターの自閉症の言語障害仮説である。その後の研究は、一九八〇年代、一九九〇年代、そして現在まで、同じ段階にある。自閉症にはどのような精神活動の障害があるか、他の発達障害であればどのような精神活動の障害があるか、を研究する段階である。

研究は、この後、どのように進むのだろうか。進む道を知るために、他の事象の研究のプロセスを紹介する。図1を使って、物理学における運動法則の研究のプロセスを紹介する。

ニュートン力学が完成する前に、物の移動や落下などの運動をガリレイたちが研究した。また、惑星の運動をケプラーたちが研究した。かつては、地上の物体の運動を支配する法則と、天体の運動を支配する法則とは、まったく別のものであると考えられていた。アリストテレスや中世のスコラ哲学は、地上の運動は直線であり、運動は有限であると考え、天体の運動は円であり、運動は無限に続く、と考えた。これに対して、ガリレイは、地上の物体も、外から力が加わらなければ、同じ速度で動き続けること（等速度運動）、外から力が加わる場合にのみ速度が変化すること、落下中の物体の速度は一定の割合で増加していること（等加速度運動）を証明した。また、ケプラーは、惑星の運動は楕円であること、ある時点での太陽と惑星との距離と、その時点での惑星の公転速度とには、簡単な数式で表すことができる関係があることを証明した。

図１：運動法則の研究の発展

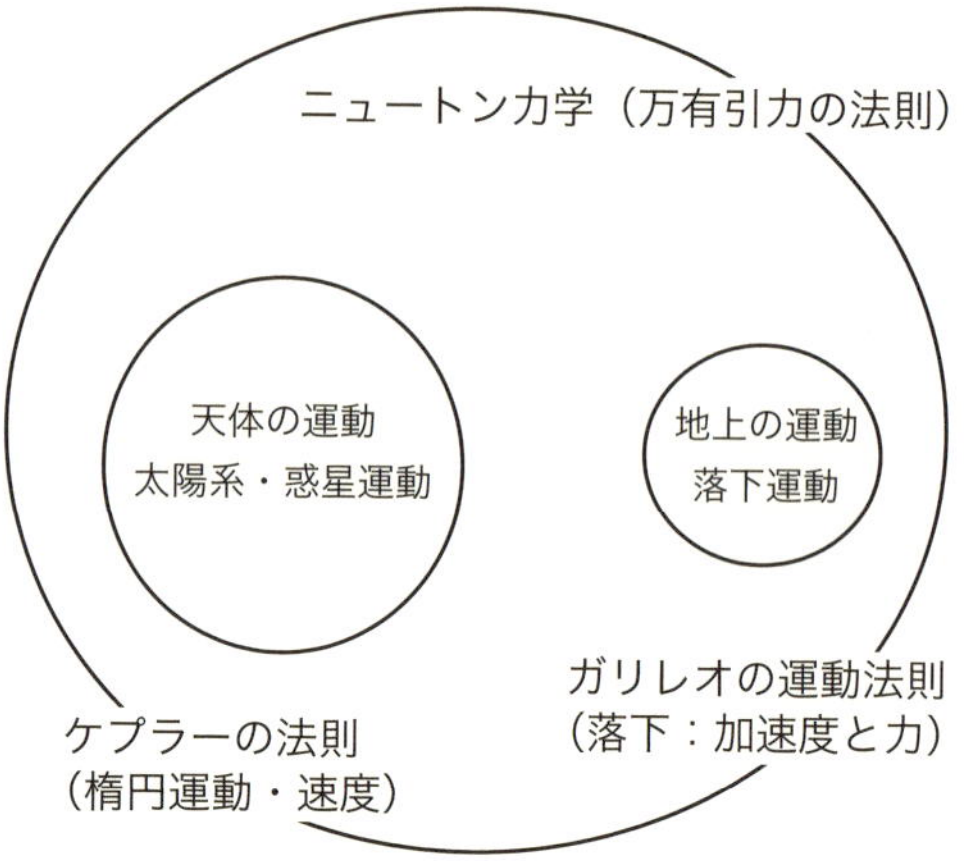

　ガリレイが証明したのは、地上の物体のすべての運動を貫く法則である。ケプラーが証明したのは、すべての惑星の運動を貫く法則である。この二つの運動法則を、さらに高い水準で統一したのがニュートンである。二つの物体の

図２：精神活動の発達の研究の発展

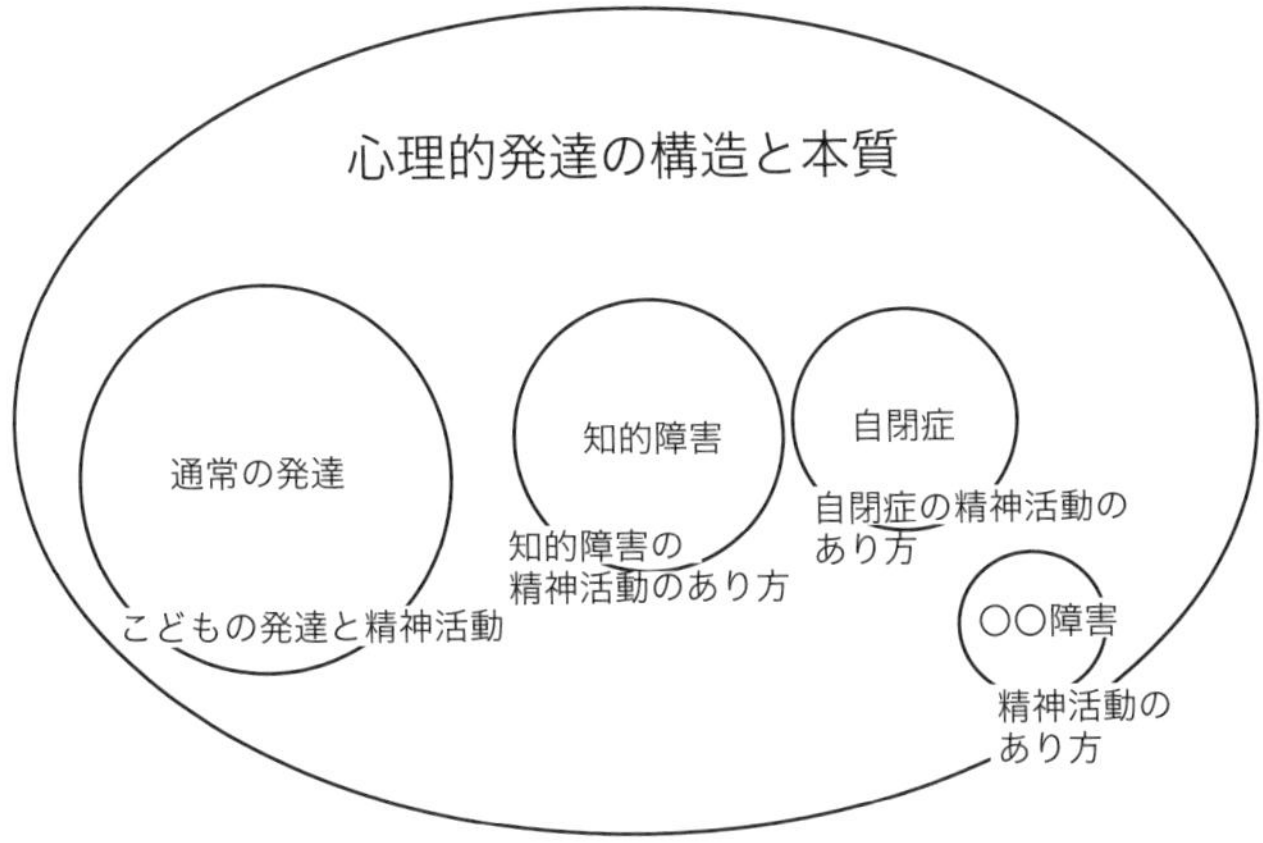

間には、質量に比例し、距離の二乗に反比例するする力（引力）が働いていると仮定し、その引力が物体の速度を変化させていると仮定すれば、地上の物体の落下運動が等加速度運動であることが説明でき、かつ、惑星がなぜ楕円運動を続け、かつ、距離と公転速度の関係のケプラーの法則を満たすのかも、説明することができた。これが、ニュートンの万有引力の法則である。ニュートンの業績によって、それぞれが固有の法則を持つと考えられていた地上の運動と天体の運動とが、同一の法則が支配する同質の運動であることが証明され、さらに、どのような物体とどのような物体が相互作用する場合でも、その運動のあり方を決定することができるようになった。

同じ観点で、精神発達の障害の研究を図２に表した。

現在の自閉症研究は、自閉症という状態の中での精神活動のあり方を研究する段階にある。他の発達障害の研究は、まだ症状把握の水準にあるものもあり、自閉症と同じように、その障害の状態の中での精神活動のあり方を研究する段階にあるものもある。私たちの研究の目的地は、通常のこどもたちの精神発達、自閉症の精神活動のあり方、および、知的障害や他の発達障害の精神活動のあり方を統一的に説明することができるような、人間の心理的発達の構造と本質についての認識を手に入れることである。

なお、研究が発展するプロセスについては、説明を省略した部分が多い。研究が発展するプロセスは、ドイツ観念論哲学のヘーゲル、マルクス主義のエンゲルス、物理学の武谷三男の三人が考察している。三浦つとむの解説によって、この三人の考察を知ることができる（三浦つとむ、一九六七年）ので、ぜひ、参照していただきたい。

【引用文献】

Baron-Cohen,S., Lesile,A.M. and Frith,U. 1985 : Does the autistic child have a "theory of mind"? Cognition, 21, 37-46, 1985

Goldstein,K. 1941 : The mental changes due to frontal lobe damage. Jounal of Psychology, 17, 187-208,1941

Hobson,R.P. 1986：The autistic child's appraisal of expression of enotion. Journal of Child Psychology and Psychiatry, 27, 321-342, 1986

Kanner, L. 1943：Autistic disturbances of affective contact. Nervous Child, 2, 217-250,1943

黒川新二、一九九七年：「自閉症研究はどこをさまよっているかーラターの迷走と言語観の混乱」、人権と教育、二六号。本書に「自閉症研究はどこをさまよったかーラターの迷走と言語観の混乱」と改題して収録

三浦つとむ、一九六七年：『認識と言語の理論、第一部』、勁草書房、一九六七年

Ozonoff, S., Pennington, B.P. and Rogers,S.J. 1991：Executive function deficits in high-functioning autistic individuals:elationship to theory of mind.Journal of Child Psychology and Psychiatry, 32, 1081-1105, 1991

Rumsey. J.M. 1985：Conceptual problem-solving in highly verbal, nonretarded autistic men. Jounal of Autism and Developmental Disorders, 15, 23-36, 1985

第3章　障害とは何か
――精神遅滞の本質

一．はじめに

柴崎律は、著書『知恵おくれと自閉』（社会評論社、一九八五年）で、精神遅滞と自閉症について論じている。私は、障害の本質を人間の精神活動の構造に照らして解明しようとする柴崎律の姿勢に強く触発された。柴崎律の論の成否検討を糸口にして、精神遅滞（知的障害）という障害の本質を考えてみよう。

柴崎律は、この書の「はしがき」で次のように述べている。

「……統合教育を権利として主張するだけでなく、さらにその可能性の問題を教育論的にも究明してゆくことが、重要な課題になるとともに、子どもの発達過程の法則的な分析や知恵おくれ（精神遅滞）、自閉の認識論的・言語論的解明が求められることとなった。すなわち、状況の進展が人々をして次のことを痛感せしめたのだ。つまり、たんなる法律解釈にとどまることなく、あるいは、たんに行政当局にあれこれの要求を提出するだけではなく、人間の科学的な全体像にたちかえり、発掘し、さらにその先端を切り開く努力なしには、障害者問題も教育問題もその解決に一歩たりとも近づきえないということである。」（柴崎律、一九八五年）

確かにそうである。柴崎律が批判しようとしたのは、以下のような主張であろう。

「自閉症児とは現行教育秩序体制、障害児処遇制度、あるいは家庭や地域管理体制にうけ入れ難い一群の子ども達がいるという情況を基盤に、〈かわった、わけのわからない子ども〉として排除されていく過程を〈科学的〉に保障する名称としてつくりだされたものにすぎない。」（小澤勲、一九七二年）

小澤勲がなぜこんな書き方をしたのか、私にはよく分からない。だが、このような主張の短絡的であることは自閉症器質原因説に負けず劣らず、なのである。私も柴崎律の意見に同感だった。もっとも、理論的な究明と問題解決とが、本当に手に手をとって前進できるものなのかどうか、私には断言がためらわれるのであるが。

二．通常の精神遅滞論

柴崎律はこの書において精神遅滞や自閉症の本質論が必要だと主張している。そしてそれは、私自身も課題としているところである。

精神遅滞とは何か。精神医学での通常の精神遅滞論は次のようなものである。

〝先天的ないし早期後天的な原因のために、脳の発育が障害され、その結果、知能の発達が遅滞している状態。〟

定義するときには、さらに〝その知能障害のために自己の生活の維持や社会適応に困難をきたすもの〟という付帯条件をつけている。この付帯条件は、精神医学の関与がとくに求められないときには人に診断を付したりすべきではない、という精神医学の最小限の良識を表明しているものである。私も学生に講義するときには、この通常の精神遅滞論を述べているのであるが、柴崎律はこの通常の精神遅滞論に納得せず、これを叩き台にしながら、自説を展開した。柴崎律は、認識論を反省する（つくりあげる）ことこそが鍵になる、と考えた。

「……精神遅滞の本質を考察するうえで、最も根本的な問題は『知能とは何か』ということであり、つまりは認識論上の問題に帰着するといってよい。」（柴崎律、一九八五年）

柴崎律は知能や精神発達について二点を掘り下げ、それに照らして精神遅滞者の精神活動を規定しようとした。一点目は意志論・規範論（津田道夫が柴崎律の師である）からの精神発達過程の検討であり、二点目は、認識発達における「表象」水準の検討である。この発想はどこも間違っていないかのように見える。私も学ばされる点があった。

けれども、精神遅滞の本質の把握では、柴崎律はつまずいているのである。

「精神遅滞とは、先天的ないし後天的な原因によって惹き起こされた脳の発育阻害により、社会生活上必要な自律的意志の確立が基本的に不可能な状態をいう。」

「……精神遅滞の場合、その障害の質は人間にとっての『全体障害』と把握されなければならない、ということなのである。人間にとっての『全体障害』とは、人間をしてまさに人間たらしめているところの本質的属性における障害以外のなにものでもない。」（柴崎律、一九八五年）

これでは、通常の精神遅滞論を部分的に改変しただけ、すなわち、「知能発達障害」と漠然と表象されていた部分を、定義し書き改めただけである。もちろん、「認識発達」や「人格形成」の過程的構造の解明は未完の大課題であり、柴崎律の、その点に関する考察は評価されてよいものである。けれども、この精神遅滞論には私は賛成できない。

三．マルクスとエンゲルスの人間観

精神現象を解明するには、その過程的構造の検討と同時に、人間の精神生活の本質論をふり返ってみることが必要である。柴崎律もこのことは意識していて、だから、人間の精神生活の本質を検討して、次のように述べている。引用が続くが大切な部分なので我慢していただきたい。

「現実の世界が空間的にも時間的にも、その多様性においても無限であるのに対して―中略

―われわれの頭脳への反映は、われわれの歴史的なありかたと個人の肉体的・精神的なあり方から規定されて―中略―有限でしかありえない。この現実世界の無限性と認識の有限なあり方の矛盾こそ人間の認識発展の原動力と考えられるのである。」

「この矛盾が欠陥として意識されるためには、無限性が意識の対象とならなければならない。人間は他人との協働のもとに自然を対象化し、全自然を変革することを通じて人間という種属（類）の無限性、完全性を意識の対象とし、みずからの制限されたあり方との矛盾をしだいに自覚していった。」

「……人間はつぎからつぎへと新しい環境のもとでの新しいより複雑で合目的的な労働と活動形態を生み出し、それを世代から世代へと伝承していった。そして、このことを通じて、一定の自然環境にしばりつけられた感覚から脱却し、人間が生存している時間的・空間的限界をのりこえていくような認識のあり方を生み出していったのである。」（柴崎律、一九八五年）

この柴崎律の主張はエンゲルスの考えを踏襲したものである。柴崎律の主張は、物質的生活の協働関係という特徴的なあり方が、精神生活の協働関係という特徴的なあり方と、互いに媒介し合って来たこと、そして人間の生活過程のもつ、協働関係という特質こそが、人間の認識が個体の限界を超えて進展して行く背景をなしていること、である。

ここまでは間違ってはいない。しかし、精神遅滞は「人間をしてまさに人間たらしめているところの本質的属性における障害」であろうという予測、および、その「本質的属性における障害」を探ろうという発想が、柴崎律のつまずきである。次も同じ発想である。
「……本論で意図するものは言葉の上での定義の根拠づけではなく、特定の見地（認識論的分析の視角）から、精神遅滞の本質的属性を理論的に明らかにすることである。」（柴崎律、一九八五年）
「本質的属性」という言い方は叙述の好みにすぎないのかもしれないが、初期マルクスの人間論から学んだ、という柴崎律のことばを考えると、柴崎律は次のような叙述に影響されたのかもしれない。
「彼（フォイェルバッハ――引用者注）にあってはそれゆえ人間的本質はただ『類』としてのみ、内なる、無言の、多数個人をたんに自然的に結び合わせる普遍性としてのみとらえうる。」
「……しかし、人間的本質は一個の個人に内在するいかなる抽象物でもない。その現実性においては人間的本質は社会的諸関係のアンサンブルである。」（マルクスとエンゲルス、真下信一訳、一九六五年）
マルクスとエンゲルスはこの書や『経済学哲学手稿』など、人間論を展開している書物において、「人間的本質」とか「存在」とか「普遍性」等のことばをしばしば用いている。だが、これは、ドイツ観念論哲学の人間観や自然観（そしてその発想法から完全には脱け出られなかったフォイエルバッハ）の問題点を浮かび上がらせるために、それらの発想法の弱点を象徴している用語や言い回しを意図的に用いているだけなのである。それを知らずに、不用意にドイツ観念論哲学の用語法を受け継ぐと、ミイラ獲りがミイラになるような結果になる。

四 精神遅滞の本質

引用部分をよく読めばわかるとおり、マルクスとエンゲルスは、人間のあり方をその人間に内在する何ものかの現れであると考えるフォイエルバッハの発想に反対して、人間存在を、諸関係から媒介されたものと考えるべきであると主張している。一方、柴崎律は、精神遅滞者とよばれる人たちのあり方の中から「精神遅滞の本質的属性」を抽象しようとしている。柴崎律の発想は、マルクスとエンゲルスの発想からフォイエルバッハの発想へUターンしていることになる。もちろん必要があればUターンしてもかまわないのだが、私はその必要があるとは思わない。

柴崎律は、「典型としての健常者と典型としての精神遅滞者（重度精神遅滞者）を抽出したうえで、両者を対比する」（柴崎律、一九八五年）という方法で、精神遅滞の人たちの精神活動の特徴を探ろうとした。同じような方法で、ピアジェとインヘルダーは、重度、中度、軽度、および境界域の、精神遅滞の人たちの認識様式を描いた（Inhelder, B. 1968）。しかし、柴崎律やインヘルダーのような方法では、精神遅滞の本質をとらえることはできない。

精神遅滞の本質論は、誰でも手が届くところにある。私は遅滞児の親たちに次のように説明している。

「『成長が遅い』ということばを使ってきました。『遅い』というのは相対的な概念です。ここに一〇人のこどもがいるとします。『用意、ドン！』で競争させるとスピードは各々違います。一位から一〇位までの順が決まります。心の成長も同じです。大勢人がいれば、お尻のほうを走る人もいるのです。別に誰の責任でもないのです。ただ、人間の生活のしくみが、現在はずいぶん難しくなっていて、成長の遅いこどもがついていくには骨が折れるようになってしまっています。頭脳先行型の生活を人類が選びとってきたために、そのしわよせで、成長の遅い子どもたちが辛い思いをすることになってしまったのです。今さら人間の生活の形を変えることができないことだとすれば、成長の遅い子どもがしおれてしまわないように支えるのは、私たちが当然果すべき義務だと思われます。」（黒川新二、成長の遅いこどもを育てるとき、精神科外来指導用冊子）

文章の目的上、単純化してあるが、精神遅滞の本質はこれだけなのである。「心の成長」ということばは、「人類史の現実的基礎である生活の生産（生活資料の生産と人間の生産）における、さまざまな協働によって結びついている人間の集団こそが社会なのである。したがって、労働を通じて生活の生産にたずさわる」べく、「社会の共同利害の実現に協力する」べく、認識を継承し「社会の諸規範を身につけ」て行くこと、と書き改めるべきであろう（この文中の引用句内は、柴崎律、一九八五年）。「スピード」とか「遅い」という比喩は、認識を継承し諸規範を身につけて、それを自分の精神生活の骨格とよく成しうるかどうかの個人差、と書き改めればもう少し正確かも知れない。つまり、精神発達の構造の分析では柴崎律の意見に同意できるが、一方、精神遅滞の本質論では、私は意見を異にするのである。

五．生活の生産と精神遅滞

柴崎の精神遅滞論のつまずきの原因は、発想法のUターンや、重度精神遅滞を典型と考えた方法論の問題のほかに、さらにもう一点をあげることができる。生活の生産へ積極的に参加するために個人は何を要求されるか、ということの検討の不十分さである。

「では労働に耐え得ない、換言すれば社会の諸規範を身につけることのできない精神遅滞者には、人権が認められないことになるのだろうか。そうではない。」（柴崎律、一九八五年）

精神遅滞の人たちの多くは、たしかに「労働に耐え得ない」。しかし、労働に耐え得ないことが、そのまま、認識を継承し社会の諸規範を身につけることの不可能性を表しているわけではない。このことを説明する。

分業によって高度に発展した社会では、労働に必要な精神活動が高度になっており、或る個人が認識水準の相対的な低さに応じてそれなりに生産活動に参加することを不可能にしてしまう。発展した労働様式は必然的に、そこに参加するための前提として、高水準の認識を身につけていることを要求するからである。これは熟練労働に限らず、単純労働でもそうである。内容からみて人間のやりがいを満足させるには程遠いような単純労働であっても、作業が要求する注意の配分、手際のよさ、とっさの判断力等はずいぶん高度なものである。そして、精神生活を営んでいる人間であれば、たとえ重度の精神遅滞者とよばれる人であっても、認識の継承が零ということはありえない。達成水準が相対的に遅れているだけである。後に触れるが、典型的な精神遅滞者などは存在しない。あるのは、もともと個人差にすぎない認識継承力の程度の差だけである。ただ、人間はみな、有限の時間内に個人史を描き終える運命にあるので、いつまでも精神生活の発展途上期にいつづけるわけにはいかない。人生の成熟期にいたれば、高かろうが低かろうがその時までに達成した認識水準を精神生活の骨組にせざるをえないのである。そして、この達成が一定水準以上の個人のみが、労働への参加が可能である。それ以外の人たちは「労働に耐え得ない」。

さらに、このような事情は労働だけにとどまらない。人間社会の発展・高度化は、労働、つまり狭義の生産活動の高度化を意味するだけではなく、生活の生産のもうひとつの側面、つまり生活のおくり方、の高度化をも意味する。食生活のあり方や性衝動の解決様式、個人間のトラブルの解決方法まで、ほとんどすべての局面が高度化しており、一定水準以上の認識を身につけていなければ、主体的に判断することも、その時代なりに人間らしく行動することも、難しくなっている。

柴崎律は次のように書いている。

「子どもから大人へと成長する過程は、行動範囲の拡大を基礎として、親子・兄弟の関係、近所の友だち・大人とのつながり、さらに学校での友だち・教師とのつながり、学校のクラブにおける先輩や同輩・後輩との関係、近所の子ども会や地域の人々とのつながりという具合に、さまざまな人間的つながりを幾重にも、網の目のようにつくりあげていく諸過程の複合体である。そして、それらさまざまの人間集団の共同利害に基づいて形成される諸規範が、子どもの認識内面へと浸透することによって、それが自己規律として確立され定着してゆく歩みこそ、人格形成の過程に他ならない。」

「したがって、同一個人が、ある時は家庭の一員として、ある時は近所の子ども会のリーダーとして、またあるときは学校のクラブの後輩として、というようにさまざまの集団の中で、その集団の規範にのっとって行動しているわけである。そして変転きわまりない日常生活の個々の局面で、主体と状況との法則的関係の的確な把握に基づいて、どのような規範に従うべきかを正しく判断し、適切に行動を選択することこそが、〝社会生活への適応〟と言われているものなのである。」（柴崎律、一九八五年）

下したり持ち上げたりのようであるが、これは優れた指摘である。意志や規範の問題を正面からとりあげることによって、発達や精神生活の構造を的確に述べている。そして、適切にふるまう、ということがこのようなことであるとすれば、認識水準が一定以上の個人でなければ、生活の多様な局面において主体的にふるまうことが難しくなっているとが、容易にわかるであろう。それ以外の人たちは、いつも他者の判断に依存せざるを得ない。そして、障害を持つ人たちへの支援をライフワークにする柴崎律からさえ、「人間の認識を構成する二つの契機―思惟と意志―の陶冶・形成が極度に困難であり、自己規律を確立してゆくことが基本的に不可能である」（柴崎律、一九八五年）と誤解されたりもする。

六．精神遅滞は関係を表す概念

「心の成長のスピードの差」とか「認識継承力の個人差」を規定するものは何なのだろうか。それは、個人差・個体差を形成しそうな諸因子すべてである。たとえば、人間の脚力・走るスピードの個人差はいかに形成されるだろうか。生物として生まれもった個体差も一因子であり、成長期の食生活のあり方も骨格や筋力の可能性を左右するだろう。過去の生活のあり方による運動量の差も一因であろうし、意識的なトレーニングや走法の研究も一因である。知能や認識の個人差を形成するのも同じことである。素質としかいいようのないもの、つまりもって生まれた生物としての個体差や、過去の生活のあり方による知的活動の量や様式、教育など意識的なトレーニングの量や方法等々である。どの因子がどれくらい影響を与えたのかは、個人ごとにさまざまで、これも千差万別なのである。

では、精神医学や柴崎律が重視している脳障害因子はどうなのだろうか。もういちど、脚力の比喩に戻ってみよう。ある個体は成長期に関節炎を患った。それで関節の可動性が不十分になった。――この人は、運動器官を損傷したことのない人と比べると、かならず脚力が劣るのだろうか。ほかのすべての条件がたとえどうあってもかならず劣るものだろうか。

脳障害の、精神発達への影響も、事情はこれと同じである。個人差を形成する多くの因子のひとつにすぎないのである。ある精神医学者はこんなふうに表現している。

「精薄論（黒川の書き送ったもの――引用者注）、私もまったく同感です。脳器質因に特別な位置はないと思います。自閉症児でも然りだと思っています。―中略―ヒトが共同的な文化を獲得（参入）していくのは一見自然のなりゆきにみえて、実は大変な作業で、どんなハンディがあっても困難度をまし、うまく行きそこなう場合が出てくる。『器質因』といわれるのも、そのハンディのひとつに過ぎないだけのことだと思っています。ハンディのひとつにすぎない（ひとつとしてはそれなりに無視できない）という点では、『環境因』も同じです。いずれにせよ、競馬でハンディをつけられた馬が、だから必ず敗けるわけではないように、ハンディに直接因果関係（原因ないし敗因）を求めるのは一種の短絡的発想と考えられます。」（滝川一廣、私信、一九八四年）

精神遅滞の原因についての私の意見は、この滝川一廣の文章に言い尽くされている。

精神遅滞はまったく相対的な概念である。関係を表わしている概念なのである。今まで述べてきたように、人類が、高い水準の精神活動によってはじめて支えうる生活を選びつづけてきたために、その代価として、一定の割合の人々が生活の生産への参加において受身であらざるをえなくなったのである。そう考えてみると、精神遅滞児に対する「見通しの浅狭性」「経験への内発的衝動の希薄性」（園原太郎、黒丸正四郎、一九六六年）というような規定は、ずいぶん酷薄である。

【引用文献】

Inhelder, B. 1968：The diagnosis of reasoning in the mentally retarded, Chandler Publishing, 1968　――ロビンソン他、伊藤隆二訳、『精神遅滞児の心理学』、日本文化科学社、一九八〇年、から引用。

小澤勲、一九七二年：「小澤論文〈幼児自閉症論の再検討〉の自己批判的再検討」、児童精神医学とその近接領域、一三巻、五四～六三頁

柴崎律、一九八五年：『知恵おくれと自閉―発達保障理論の批判』、社会評論社

園原太郎、黒丸正四郎、一九六六年：『精神薄弱児のために』、日本放送出版会

マルクスとエンゲルス、真下真一訳：『ドイツイデオロギー』、国民文庫、一九六五年、原著は一八四五年発刊

第Ⅱ部　心の発達

第４章　身ぶりや指さしはどのような表現なのか

一．はじめに――表現とは何か

言語表現能力の獲得は、概念という水準の認識の習得と関連し合っている。このことは、以前に解説する機会があった（黒川新二、一九八〇年など）。今回は、こどもが言語表現に到達するよりも前の時期のコミュニケーションのあり方を論じたい。

言語以前のコミュニケーション（精神的交通）として、柴崎律は、指さし表現と、母子の「気分的な同一化」の二つを取り上げている（柴崎律、一九九四年）。この二つは、こどもとまわりの人間との精神的交通の成立と発展を論じるのによい題材なのだが、両方を論じると稿が長くなるので、今回は、指さし表現のような、意図的な精神的交通のみを論じる。なお、母子の「気分的な同一化」について一言だけ言うと、生後早期の精神的交通を検討するときには、エソロジーの知見を認識論的なことばに翻訳するだけでは本質はつかめない。人間特有の精神活動のあり方を、発達のすべての段階において見い出す方法を身につける必要がある。この問題は、別の機会に論じたい。

本論に入る。発達途上の精神的交通を検討するときには、より発展した精神的交通を先に検討し、そこで得られたものを手がかりにするのがよい方法である。研究対象をより発展した形態において検討すると、研究対象のもつ構造や一般的な論理を予想することが可能になり、変化・発展する途上にある形態を解明するときに、それが大きな力になるからである。指さし表現の研究では、そのような方法をとらなかったための失敗例を見ることができる。これは、この小論の第3節で述べる。

表現とは何か。自らの心のあり方を相手に知らせるには、相手がこちらの心のあり方を推測することができるように、物質的な手がかりを提供しなくてはならない。その物質的な手がかりを提供することを表現行為とよび、表現行為によって作り出された物質的な手がかり自体を表現とよぶ。この小論で考えていく「指さし」は、表現の一種である。言語ももちろん表現の一種であり、そして指さし表現よりも発展した表現である。言語表現は、人間の表現の中では、最も分化した構造を有している。したがって、言語表現の構造の研究が、指さし表現を検討するときにも役に立つのである。

言語表現の構造の研究は、時枝誠記（時枝誠記、一九四一年）や、三浦つとむ（三浦つとむ、一九六七年）によって進められた。言語表現を検討すると、他種の表現を検討する手がかりを二つ得ることができる。その一つは、対象に関する表現は、対象―認識―表現という過程的構造を背景に持つということである。もうひとつは、表現には、「客体の反映としての認識」（三浦つとむ、一九六七年）が表現された部分と、主体の判断や感情や意志が直接表現された部分とがあるということである。この二つを手がかりにして、指さし表現など、乳幼児にもみられる身ぶり表現を検討していく。

二　身ぶり表現にはどのようなものがあるか

自分の心のあり方を相手に知ってもらうために提供する物質的な手がかりは、音声であったり、描線や絵画のような視覚的な形であったり、身体の動きであったり、触覚など体性感覚に訴える形であったりする。提供する物質的な手がかりがこれらのどれであっても、いずれの場合でも、表現がある水準の構造を備えるようになれば言語表現とよぶことができる。

表現の背景には、対象―認識―表現という過程がある。この過程が、対象の一般的な側面（普遍性）の認識を、規範に従って一定の種類の物質的な形（一定種類の音声や一定種類の視覚的な形や一定種類の身ぶりなど）によって表現するという水準にあれば、言語表現とよぶ。言語表現を、さらに、用いられる物質的な手がかりの種別によって、音声言語、文字言語、身ぶり言語等のように区別してよぶこともできる。

身体の動きを物質的な手がかりとして用いる表現全体を身ぶり表現とよぶと、身ぶり表現の中には、身ぶり言語と、それ以外の身ぶり表現とがある。身ぶり言語とそれ以外の身ぶり表現の相違点は、対象の普遍性の認識を規範に従って表現するという水準にあるか否かである。身ぶり言語とそれ以外の身ぶり表現の共通点は、対象のあり方についての認識の表現と、表現主体の主体的な認識（判断や感情や意志）の表現とがあることである。私たちの文化では、聴力障害を持つ人々の間で身ぶり表現がよく発達し、健聴者の間で音声表現がよく発達しているが、身ぶり表現と音声表現との間に、表現の構造や水準の優劣はない。

身ぶり表現を実際に分析してみよう。うなずく、という表現がよく用いられるが、これは身ぶり言語であると考えてよい。うなずき表現は、肯定という主体的な認識の表現である。うなずき表現は、対象のあり方についての認識を直接には表現せず、表現主体の主体的な認識のみを表現している。そして、この種類に属する主体的な認識はこの種類の身体の動きによって表現する、という表現規範（音声言語や文字言語の表現規範ほど規範性が強く自覚されないが）に媒介された表現であるので、身ぶり言語である。

身ぶり言語以外の身ぶり表現も、対象のあり方についての認識の表現（「客体的表現」とよぶ）と、表現主体の主体的な認識の表現（「主体的表現」とよぶ）との二種類に区分することができる。対象の感性的なあり方（形や動きなど）を身ぶりや手ぶりで摸写してみせることによって対象についての感性的な認識を相手に伝えようとするような身ぶり表現は、客体的表現である。一方、相手の行為や考えがこちらにとっては好ましいものではなく、不快を感じる、という心の動きを伝えるために、意図して眉をひそめて相手に見せるような表現は、表現主体の評価や感情などの主体的な認識を表現したものであり、主体的表現である。どちらも、普遍性の認識の表現ではなく、表現規範に媒介された表現ではないので、身ぶり言語ではない。

時枝誠記が言語表現の研究で、客体的表現の語彙を詞と呼び、主体的表現の語彙を辞と呼んだことはよく知られていることである。言語表現のこのような研究から、身ぶり表現が客体的表現と主体的表現の二部分を持つことを予想することが、身ぶり表現の構造の検討を容易にする。

三．身ぶり表現の構造

次に、乳幼児も行うような身ぶり表現について考えてみよう。バイバイの身ぶり表現を検討する。

バイバイの身ぶり表現は挨拶表現であり、挨拶表現には、何か原形としてあったはずの表現から、形式を借り、内容を著しく変化させて慣用として定着させた表現が多いため、検討の難しいものが多い。バイバイの身ぶり表現も検討の難しい表現である。

バイバイの身ぶり表現は、二通りに理解することができる。一つは、幼児によるバイバイの身ぶり表現の場合である。多くの幼児は、バイバイの身ぶり表現が〝去る〟というあり方を表す客体的表現であると理解している。相手のバイバイの身ぶり表現をそう理解し、自分も〝去る〟というあり方を表すためにバイバイの身ぶりを行う。さらに、一群のあり方を〝去る〟という一般性でとらえ、それを手を振る行動に対応させることに規範性を感じている。したがって、幼児によるバイバイの身ぶり表現は、客体的表現であり、かつ、身ぶり言語に準ずる表現である。

ふたつ目は、おとなによるバイバイの身ぶり表現の場合である。別れるときの挨拶表現として行われることが多いが、〝去る〟〝別れる〟というあり方の認識を表現する客体的表現ではない。これは、別れていく自分を相手に注目してもらいたいという意志の表現であり、主体的表現である。これと類似の表現には、出会いの時に「やあ!」と声をかける音声表現や、離れた距離の相手に対して大きく手を振って自分の存在を知らせる身ぶり表現がある。いずれも、相手に自分の存在を認識してもらいたいという意志の表現であり、主体的表現である。また、表現規範に媒介されない表現であり、身ぶり言語以外の身ぶり表現である。これが、おとながおこなっているバイバイの身ぶり表現である。

幼児が行う表現は、発展した表現を習得する途上の現象である。言語表現の習得途上の幼児が行う言語表現のさまざまな試行錯誤はよく知られているが、身ぶり表現の習得途上にもさまざまな試行錯誤がおこる。幼児によるバイバイの身ぶり表現が、客体的表現であり、かつ、身ぶり言語に準ずる表現であるのは、身ぶり表現の習得途上の試行錯誤期の現象である。

言語表現の研究で検討されたことの中に、もう一つ、身ぶり表現を検討するときに役立つ重要なことがある。それは次のことである。表現の送り手が、相手に知らせようと考えた心のあり方で、かつ、表現の受け手が結果的にそれを知ることができた心のあり方の中には、表現に直接つながっているものと、表現につながっておらず、相手の推察によって知ってもらうものとがある、ということである。

まず、言語表現に関して説明する。日本語表現の主語なし文を例にして説明する。責任を追求された行政職の人間が「遺憾に思う」という発言をすれば、表現されているのは「遺憾に思う」というあり方だけであり、このあり方にあるのが誰なのかは表現されていない。しかし、「遺憾に思う」という表現によって、遺憾に思うというあり方と同時に、このあり方にあるのが表現主体（私）であるという認識をも伝えようとしていることは、すぐ推察できる。このような場合の、もし表現されたとすれば「私は」に対応するものが、表現につながっておらず、相手の推察によって知ってもらう心のあり方であり、無表現で間接的に伝達される認識である。

表現されていないが受け手が推察できる表現主体の心のあり方には、この場合の「私は」に対応するような認識があるほかに、「姿勢を低くして批判をやりすごしてしまえばよい」という心の動きもある。後者のような心の動きならば、それは表現されていない心のあり方であるということを理解しやすいが、前者、主語なし文の主語に対応するような心のあり方は、表現されている心のあり方であると誤解しやすい。言語以外の表現の研究では陥りやすい誤謬であり、次節で取り上げる指さし表現の研究でも、そのような誤謬を見ることができる。

おとなによるバイバイの身ぶり表現では、バイバイの身ぶり表現によって、「別かれていく自分に注目をしてもらいたい」という心のあり方が間違いなく伝わる。しかし、「別かれていく自分に注目をしてもらいたい」という心のあり方のうち、「別かれていく」という部分に対応する心のあり方は無表現である。「自分に注目してもらいたい」という心のあり方だけが、バイバイの身ぶりによって表現されているものなのである。

四．指さし表現は何を表現しているか

話題になることが多い指さし表現を検討する。自閉症のこどもたちが指さし表現をあまり行わないために、指さし表現は、精神発達のつまづきとの関連で、児童精神医学や発達心理学においてずいぶん議論された。けれども、議論は的を外れていた。

「指さしを—中略—機能的に分類すると、命令的（imperative）と叙述的（declarative）の二通りになると思います。—中略—『要求の指さし』は前者に、『シンボルの指さし』は後者に対応しているのではないかと考えます。」

「自閉症の指さしには imperative な機能と declarative な機能との間に乖離があり、後者の

方がより観察されにくいようです。これは推測ですが―中略―非言語的コミュニケーション活動の異常、つまりここでは叙述的指さしとか―中略―『シンボルの指さし』とかの機能をもつことができないことが関係していて、それが自閉症の発達病理の特徴のひとつではないかと思うのですが。」（山崎晃資・栗田広編、一九八七年、引用した発言は清水康夫のもの）

自閉症のこどもたちの指さし表現の乏しさを検討した研究者たちは、自閉症の核心に迫るような知見を手に入れつつあると思ったのかもしれないが、そうではない。自閉症のこどもたちの指さし表現の乏しさは、この子どもたちが精神生活の形成期において他の人間との精神的交通をあまり行わずに成長してしまい、精神的交通の乏しさが諸精神活動の発達を障害し、そしてその諸精神活動の発達の障害が精神的交通が乏しくなる傾向をさらに増強するという悪循環のプロセスを歩む、ということに帰属する一現象にすぎない。

指さし表現の検討に戻るが、児童精神医学や発達心理学の研究者の多くは、行動や精神活動を機能によって説明する方法をとり入れている。これは、研究者たちが、新カント派の発想を受けついだ発達心理学者たち（ウェルナー Heinz Werner やピアジェ Jean Piaget ――ともに一九世紀末、中欧の生れであり、カッシーラー Ernst Cassirer たちの影響を受けている）の著作を手がかりにして、表現や行動や精神活動の発達過程を探ろうとしているからである。機能主義は新カント派の特徴であり、不可知論哲学に固有の方法論なのである。ウェルナーのシンボルの理論（ウェルナーとカプラン、柿崎祐一監訳、一九六四年）は、本人が「構成論的、観念論的立場」から書いたと明言しているとおりであり、読むとアッと驚くような代物なのだが、緻密そうな体裁に惑わされるのか、無批判に採用する研究者が多い。

指さし表現には、命令的指さしと叙述的指さしの二種類があるわけではない。「要求の指さし」と「シンボルの指さし」とが水準の異る表現であるわけでもない。指さし表現は、対象の個別性の認識の表現であり、純粋に客体的な表現である。指さし表現自体は、表現主体の感情や意志のような主体的認識については何も表現しない。命令する意志や叙述する意志は、指さし表現で表現されているのではなく、前節で述べたような、受け取り手の推察によって知ってもらう心のあり方である。

指さし表現を媒介にして、ある場合には「(それが)欲しい」という欲求が伝わり、別の場合には「(あれを)見て!」という、相手の注意を喚起する意図が伝わるのだが、主体の欲求や意図は、指さし表現に直接つながっておらず、相手の推察によって知ってもらう心のあり方である。したがって、命令的指さしも叙述的指さしも、「要求の指さし」も「シンボルの指さし」も、どれも同じ構造の、同じ水準の指さし表現である。機能主義のことばをまねれば、指さし表現は、命令的な機能も、叙述的な機能も持たない。

指さし表現は、言語表現の習得が進展する前に可能になる客体的表現である。類似の客体的表現には、相手に対象をさし出して見せる表現（村田孝次は「提示」とよんでいる。村田孝次、一九七七年）や、対象に自分の手を触れる表現（ウェルナーは「触示 touching」とよんでいる。

ウェルナーとカプラン、柿崎祐一監訳、一九六四年）がある。いずれも幼児期に盛んに行なわれる表現であり、いずれも、表現されるのは対象の個別性の認識である。指さし表現や提示表現や触示表現では、個別性・直接性の側面の認識が表現され、模写的な身ぶり表現では、特殊性・感性的な在り方の認識が表現され、言語表現では普遍性の側面の認識が表現される。

冒頭で述べたが、発達途上の精神的交通を検討するときには、より発展した精神的交通を先に検討し、そこで得られたものを手がかりにする必要がある。指さし表現を検討する場合に、先に、より発展した表現である言語表現を検討していれば、表現に直接つながって伝達される心のあり方と無表現で間接的に伝達される心のあり方とを区別する視点を持つことができて、機能主義の誤謬を受け継ぐことを防げたのかもしれない。

五．幼児の精神的交通の能力

事物を認識する能力の発達と精神的交通の発達との関係について、人間の幼児と他の霊長類動物とを比較してみると、人間の精神発達には特徴があることが分かる。

「ニホンザルにふつうにみられる指示行動は、はなはだ直接的である。たとえば毛づくろいのさいにも、毛づくろいをうける側の個体が、受けるべき身体の部位を相手のほうにもつてゆく。これはきわめて大ざっぱな指示であり、ある局部を示すことはできない。『リカ』（サルの名）は、ヒトの手をひっぱって毛づくろいをうける場所へもってゆくことをおぼえた。」
「私が箕面谷A群で記録した例は、母親がアカンボウを尻にのせる場合で、うしろにいるアカンボウを肩ごしにふりかえるように見て、片手で自分の背の後方、いつもアカンボウがおぶさる位置をかるくさわったのである。アカンボウはすぐ反応して、背に乗った。―中略―この指示は、毛づくろいのさいの指示にくらべ、たしかに間接的で、指さし行動といえる。しかし、そのさし示す末端が自分の身体上にあった点で、遠方を指さすヒトの行動とは異なっている。それでも、ニホンザルとしては、最も発達した抽象性をもつ指示行動に入れられると思う。」（以上の引用は、川村俊蔵、一九六五年）

川村俊蔵が述べていることを整理する。ニホンザルでは、客体についてのコミュニケーションはあるのだが、提示による伝達がほとんどであり、自分の手で触れて示す伝達は、相手が自分の身体へ働きかけるときに身体部分の表示として行なわれることがあったものの、しかしごくまれであり、自分の身体でもなく相手の身体でもない第三の事物を伝達する行動としては行なわれない。手の届かない遠方の事物をさし示す行動はない―ということだろう。

身ぶりによる客体的表現の中では、提示表現は、相手に対象を押しつけたり、相手の目の前に対象を差し出したりするものであるから、相手があまり能動的でなくても伝達目的は達成される。一方、触示表現、さらには指さし表現になると、表現の受け手は能動的でなくてはならず、身体全体のなかでの手先という小部分の動きを手がかりにしたり、目の動きを手がかりにしたり、伸展した腕を肩から指先の方向へたどったり、その延長線を推定して手がかりにしたりして、表現の送り手の認識を推測しなければならない。表現の送り手の認識の推測は、提示表現、触示表現、指さし表現の順に難しくなる。ニホンザルは、この中で最も容易な提示表現のみを行っている。

霊長類の成獣は、外界の因果関係や客観的な構造の認識においては、生後一年を少し超えた人間の幼児と同等の能力がある。そして人間の幼児であれば、生後一〇ヵ月頃には相手が指さしている方向を見るようになり、生後一年を少し過ぎた頃には、自分から指さし表現をするようになる。しかしニホンザルの成獣では、提示表現のみが可能である。したがって、事物の認識が同じ水準にある人間の幼児とニホンザルの成獣とを比較すると、人間の幼児は精神的交通の能力が高く、ニホンザルは精神的交通の能力が低い。

このような、人間の幼児と他の霊長類成獣との精神的交通の能力の差は、人間の幼児が、仔育てを行なって集団で生活する他の霊長類と比べても、はるかに活発な精神的交通を行ないながら精神発達を遂げつつあることをあらわしている。これが人間の精神発達過程の特徴である。自閉症などの精神発達の障害を解明する手がかりは、新生児期からのこどもの精神活動を、精神的交通と精神発達が媒介し合っているという観点から検討しなおすことによって、得ることができると思う。

【引用文献】

川村俊蔵、一九六五年：「ニホンザルにおける類カルチュア」、一九六五年。村田孝次、『幼児の言語発達』、培風館、一九六八年　から引用

黒川新二、一九八〇年：「言葉の発達を考える」、心を開く、8号

三浦つとむ、一九六七年：『認識と言語の理論』、勁草書房

村田孝次、一九七七年：『言語発達の心理学』、培風館

柴崎律、一九九四年：「模倣からことばへ—遅滞児の言語獲得の困難はどこに」、人権と教育、二〇号

時枝誠記、一九四一年：『国語学言論』、岩波書店

ウェルナーとカプラン、柿崎祐一監訳、一九六四年：『シンボルの形成』、ミネルバ書房

山崎晃資・栗田広編、一九八七年：山崎晃資・栗田広編、『自閉症の研究と展望』、東京大学出版会

山浦裕子、一九七一年：「乳児における象徴行動の発達——特に指示行動について」、一九七一年。村田孝次、『言語発達の心理学』、培風館、一九七七年、から引用

第5章　乳幼児の精神発達のしくみ

一．はじめに――発達とは何か

こどもは、養育される過程で、養育者との間で精神的な交通関係を結んで精神発達をとげて行く。精神的交通と言えば、言語、あるいは前言語段階の身ぶりや発声による伝え合いを考えると思う。もちろん、言語、あるいは前言語段階の身ぶりや発声による精神的交通は、こどもの精神発達に関与する重要な精神的交通であるが、しかし、養育者とこどもとの精神的交通は、言語、あるいは前言語段階の諸表現の習得とともに初めて実現するというものではない。

養育者とこどもとの間では、出生直後から精神的交通が行われているのである。意図的なコミュニケーションの成立に先だつ早期の精神的交通については、体系的に論じた研究者がいなかったが、これを検討しない限り、養育者とこどもとの精神的交通の全貌をつかむことができず、精神的交通に媒介されてこどもの心が発達していく過程を解明することもできない。

生まれたこどもは、見る技、感じる術、判断する力を次第に身につけて行く。それを精神発達とよぶのであるが、精神発達の本態は、人類が歴史を通じて発展させてきた精神生活のあり方を継承することである。人類が歴史を通じて発展させ受けついできた精神生活のあり方を、親やまわりの人間たちは、すでに身につけている。生まれたこどもは、養育者たちが身につけているこの精神生活のあり方を、養育される過程で受けつぐのである。

このことは、一般論の水準であれば、旧ソ連の心理学者たちによって主張されてきた。けれども、出生後早期からこどもが養育者たちの精神生活のあり方をどうやって継承するのかを具体的に説明することは、旧ソ連の研究者やその同調者（たとえば、アンリ・ワロン）が果たせなかったことである。一般論は発達理論として具体化されぬままであり、そのためにこどもの精神発達を生物学的な成熟過程のひとつであると主張する誤った発達理論（ピアジェの発生的認識論やチョムスキー学派の言語獲得論）が登場した。こどもの発達の障害の解明が進まないのも、ここに原因がある。

この小論では、養育者からこどもへ、精神生活のあり方が受けつがれる過程を検討する。特に、意図的な精神的交通（前言語段階の諸表現）が出現する時期よりももっと早い時期から行われている精神的交通を検討する。

二．精神活動の基本構造

論を進める前に、人間の精神活動の構造について、説明をしたい。人間の精神活動は、発展した姿においては構造をもっていて、伝統的な常識的な見方では、知、情、意という三つの側面を区別している。「知」を、対象のあり方を反映する認識（感覚のような感性的認識と概念のような超感性的認識とを含む）の総称と考え、「意」を、意志のような実践的認識の総称と考えると、この、知、情、意の三分割は、精神活動の基本構造をそれなりにとらえている。

少し検討する必要があるのは、「情」ということばでよばれている精神活動である。伝統的な常識的な用語法で情とよばれているものには二種類がある。第一種類は、対象のあり方を認識した時に感じる、快と不快、魅力観と嫌悪感、喜びと怒りなどである。第二種類は、飢餓感や口渇感や疲労感など、主体の状態自体の認識である。第一種類（快・不快等）を、三浦つとむは「情感あるいは情緒」とよび、津田道夫は「気分」とよんでいる。

快・不快、魅力感・嫌悪感、喜び・怒り等の、情緒や気分の本態は何なのだろうか。人間の情緒は、一部分を除くと、人間以外の動物種（とくに、鳥類と哺乳類）にも類似の現象を見出すことができる。人間以外の動物種に見出される、情緒に類似した現象を情動とよぶことにするが、情動は、対象のあり方がその時点の個体にとってどんな意義をもっているかを評価する精神活動である。もちろん、情動という形での評価は、対象の意義に関する反省的判断のようを反映する認識よりも先に出現した、より原始的な認識様式である。

情動は、各々の個体の身体性に根ざした認識様式である。各々の動物種において、生活様式が遺伝によって規定されている度合いに対応して、情動は遺伝によって規定されている。したがって、人間では、生活様式が可変的であるのと同程度に、情緒のあり方は可変的である。

なお、情緒ないし気分が対象評価の精神活動であると主張したのは、森下軍一である。森下は、対象をとらえる精神活動が、対象のあり方を弁別する「弁別系」と、弁別系がとらえた対象のあり方を快であるか不快であるか評価する「評価系」との、二つの系によって担われていると主張した（森下軍一、一九八一年。ただし、彼の自閉症論には私は賛成しない）。「弁別」は、対象のあり方を反映する認識であり、「評価」は、情動や情緒のことを指している。情動や情緒を対象認識の構造を検討して位置づけ直したのは、森下の功績である。

人間や動物は、対象のあり方を反映する認識（「知」）と、情動や情緒という形での評価（「情」）との、二つによって、対象をとらえている。

三．出生から生後六ヵ月頃まで

各々の月齢のこどもの姿を思い浮かべやすいように、各時期の特徴的な精神活動を節の冒頭に示す。

一ヵ月から四ヵ月まで：能動性のめばえ。自分の活動が状態を変化させるということを意識しはじめる。（例）目をつぶると見えなくなる。身体的不快を感受・表出すると、不快が取り除かれる。

四ヵ月から八ヵ月まで：目的のめばえ。外界に特定の変化をおこすことをねらって働きかける。（例）吊り下げられている玩具が揺れるのをみたくて、手足をバタバタさせる。

右の要約は、ピアジェの発達段階論を、無意味な理論づけを取り除いて、作り直したものである。

生まれてから三ヵ月間ないし四ヵ月間の精神発達は、右の表のとおり、自分の能動性や活動性に気づいていくことである。養育者の役割は、こどもに能動性を自覚させ、自分には自分の置かれている事情を変える力があるのだという自信を持たせることである。

こどもの体験は、何かをすると（目をつぶると）暗くなり、何かをすると（発声器官に力を入れると）音がきこえる、という水準のものである。そのこどもに対して養育者は、こどもが目を閉じたときに「アラ、アラ、アラ」と声をかけ、目を開けた瞬間に「バア！」と声をかけ、名前をよび、こどもが視線を向けてきた時に笑いかけ、さらに百面相をしてみせたり、話しかけたりする。この養育行動はこどもに、こども自身の活動と、それによっておきる変化とを、強く意識させるのである。

出生直後からの三ヵ月ないし四ヵ月間は、見たり聴いたりすること以上に、こどもにとっては、自分の状態（飢えているか満たされているか、寒いか暑いか、痛いか否か等）を感受することが重要な精神的活動である。この精神活動へ養育行動がどんな影響を与えるのかを考えてみよう。生まれて間もないこどもは、自分の状態を、飢え、寒さ、痛み等と感じ分ける力はあまりないが、好条件下にあるのか（快）、悪条件下にあるのか（不快）を感受する力は備えている。こどもは、不快を感じると、啼泣したり、身体に力を入れてのけぞったりする。

こどもの啼泣やのけぞりは意図的な表現ではないのだが、養育者はそれをこどもの心のあり方を推察する手がかりとして利用して、不快感とその背景とを推察し、急いでこどもの条件を改善する（授乳したり、オムツを換えたりする）。不快の感受力がより鋭敏になれば、啼泣等が早くおこるし、不快の意識化がより強くなれば、泣き声や身体の動きがより強くおこるので、養育者は、こどもの悪条件をより早期に、より深刻に推察し、より積極的に改善するようになる。この関係によって、養育行動はこどもに、自分の状態の感受力を鋭くさせ、また、自分は自分の状態を変えることができるのだという自信をもつ体験を積ませるのである。

この養育行動はさらに、こどもに、自分の状態を細かく感じ分ける力を育む。こどもは、生まれて間もない頃には、自分の状態を細かく感じ分ける力に乏しく、飢えも寒さも痛みも、ま

図：乳児の生活過程

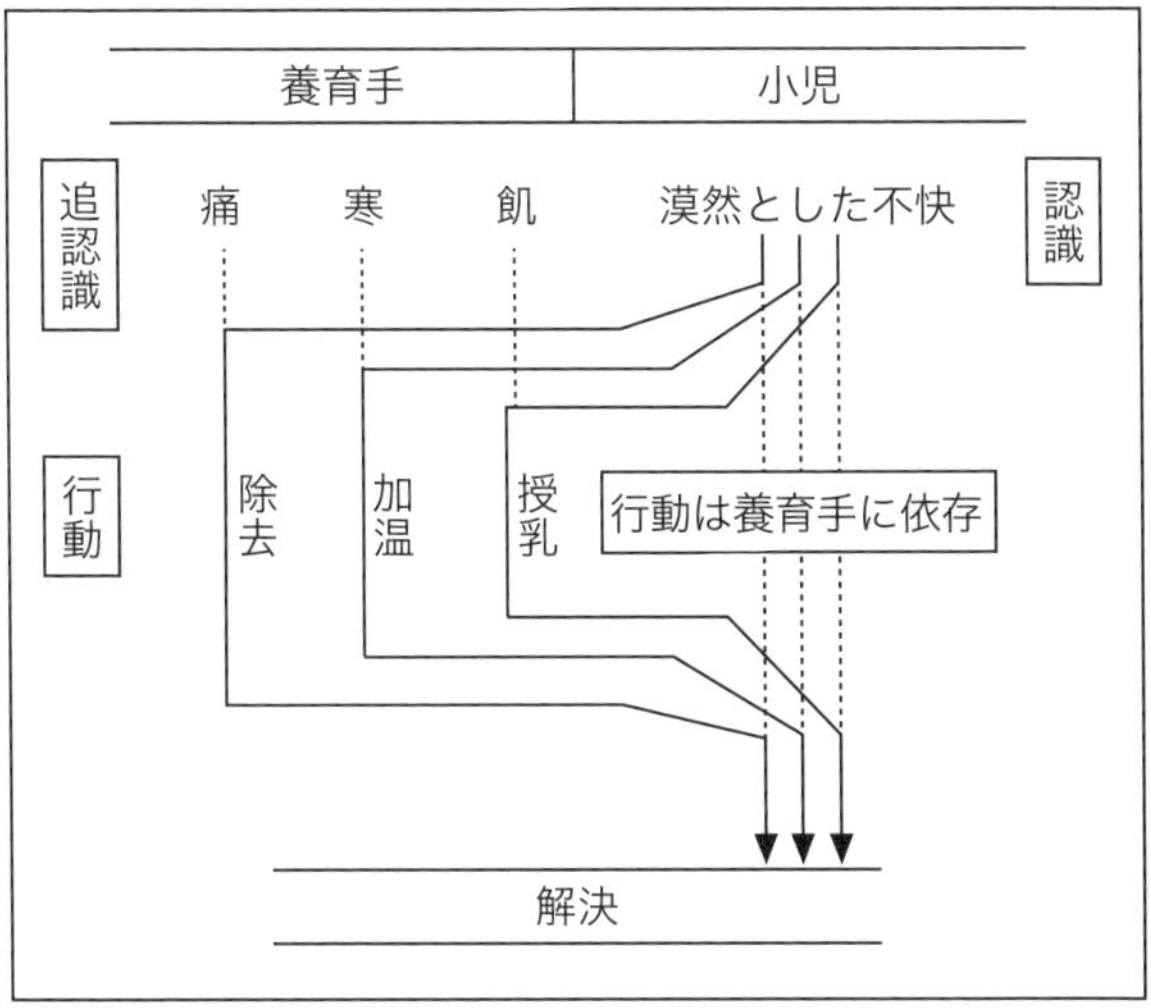

だ同じような「不快」として感受・表出する。これに対して養育者は、こどもに代わって考えて、こどもの不快の背景を推察する。そして、「飢え」であるようだと推察すれば授乳し、「寒さ」だと推察すれば毛布でくるみ、「痛い」のだと推察すれば痛みの原因を取り除こうとする（図「乳児の生活過程」）。こどもの立場から考えると、この生活過程は、はっきり区別を感じとれていなかった諸々の不快感が、各々、異った解決法でなければ解決されないものだという体験をすることである。この体験の反復が、自分の状態を感じ分ける力を発達させる。

養育行動は、快・不快の感受力を発達させ、また自分の状態を識別する力を発達させるのだが、さらにその発達の方向も決める。感じる力はそれが有効な結果につながるときには発達し、そうでなければ衰退する。こどもの多様な感じ方・感じ分け方の中では、養育者から追認識されやすいもの（養育者の心のあり方に、より親和的なもの）が、より容易に養育行動に連結されるため、より発達する。その結果、こどもの感じる力・感じ分ける力は、養育者の認識のあり方へ近づくように発達させられる。こどもの認識の発達が、養育行動によって、養育者の認識のあり方を受けつぐ方向へ誘導されるのである。

つぎに、こどもが外界の事象を認識して行くときの養育者の役割を検討しよう。出生直後から七ヵ月ないし八ヵ月の間、養育者は、事象へ向かうこどもの心の動きをコントロールしつづける。養育者によるこどもの精神活動のコントロールを、外界への心の向け方、対象への注意のあり方、情動・情緒のあり方、の三点に分けて説明する。

（一）外界への心の向け方について。養育者は、外界からの諸々の刺激をこどもに積極的に感受させたいと考えたときには、声をかけたり、明るい窓の近くへ連れていったり、気をひきそうな感覚刺激を与えたりして覚醒度を高める。逆に、外界からの刺激の感受を低下させて眠らせようと考えたときには、薄暗くて静かな所へ連れて行き、低い単調な歌声を聞かせたり、一定のリズムで揺らしたり、一定のリズムで軽く叩いたりして、こどもが外界からの刺激を遮断しやすいようにしている。養育者は、このように、こどもの心が外界へ向かうかどうかを大きくコントロールする。

（二）対象への注意のあり方について。養育者は、こどもがどの刺激・どの音・どの視覚像に注意を向けるかをコントロールする。あるものを注視させたいと考えると、注視させたいものだけがとくによくこどもの目に入るように、養育者は、こどもと対象との空間関係を調整したり、対象を左右に動かしたり音を出させたり、声かけをして対象への注目度を高めようとしたりする。こどもの立場からみると、どの刺激・どの音・どの視覚像を選択して注意するのかを、養育者によって誘導されているのである。

（三）情動・情緒のあり方について。養育者は、こどもの情動・情緒をコントロールする。こどもは、自分の状態を感受したり、あるいは、外界からの感覚刺激や音や視覚像を感受すると、情動・情緒を生じる。飢餓の感受は、不快の情緒と啼泣を生じる。生後五ヵ月のこどもなら、哺乳瓶をみると、喜び、笑い騒ぐ。不慣れな刺激を感受させられたこどもは、不安を感じ、緊張した表情になる。これらのようなこどもの情緒のあり方に対して、養育者は影響を与えようとする。ある音やある視覚像を回避せずに感受できるようになってほしいと望む養育者は、不慣れな感覚刺激に対して不安を感じはじめたこどもに、養育者の顔を見せ、話しかけたり笑いかけたり、抱いたり軽くゆすったりして、不安感を減じて安心させようとする。

泣いてしまったこどもには、こどもの両腕を軽く抑え、こどもの気をひくリズミカルな声を聞かせて注意を一度きりかえさせ、今度は抱き上げて、養育者の腕の中でこどもが最も安心できる姿勢にして、さきに不安反応をひきおこした音や視覚像をもう一感受させてみる。このことをこどもの立場からみると、ある感覚刺激を感受したときに、不安を感じ始めたが、その不安感が低められて、中立の感情で、あるいは積極的な関心をもってその刺激を感受するように、心が誘導されていく。

別の場合に、ある事象を喜ぶようになってほしいと望む養育者（たとえば、自分があやしたときにこどもがもっと喜んで反応してほしいと望む父親）は、養育者の顔を見つめるけれども笑わないこどもに、養育者の表情をいろいろに変え、声を変え、刺激の強弱を変えてみて、微笑の誘発を試みる。それで笑わせることができなければ、こどもの手足に触れて揺らしたり、身体をさすったり、おへそにキスをしたり、くすぐったりする。こどもの緊張がとけ、養育者の働きかけへの関心が高まり、やがて笑いはじめるまで、工夫しながらあやしつづけて、笑わせる。こどもの立場からみると、あまり関心をもてなかった人間のあやし行動に対して、次にどういう変化がおきるのか好奇心を誘われ、そして、あやし行動に反応して笑うように誘導される。つまり、各々の事象に対してどんな情緒をもつのかを、養育者によってコントロールされていることになる。

以上のように、こどもは、外界の事象への意識のあり方や注意の向け方や情緒の生じ方を、養育者が誘導する通りに体験する。この体験の反復によって、こどもの対象認識は、養育者が意識的あるいは意識せずに示している模範に沿って発達するように促されるのである。なお、出生直後から七ヵ月ないし八ヵ月の間、こどもは養育者によって精神活動をコントロールされる体験を積んでいるということを指摘したのは、乳幼児の研究者たちの功績である（Ｄ・Ｎ・スターン、小比木啓吾ほか訳、一九八九年、など）。乳幼児の研究の現状はあまり感心できるものではないが、この功績は記されるべきだろう。

つぎに、目的や意志（ヘーゲルの言う実践的認識）の発達を考える。外界へ関心を持つようになったこどもは、感覚刺激を記憶しておく力の成長と、注意のあり方の発達とによって、対象のあり方が変化するということを理解しはじめる。生まれて四ヵ月間を過ぎた頃、こどもの注意をひきながら、吊下げてある玩具を揺らして見せてみる。揺れる玩具を注目したこどもは、揺れが止まって玩具が静止すると、手足をバタバタさせて、玩具の揺れの再現を期待して玩具を見つめる。玩具の少し前のあり方（揺れている）といま目に映っているあり方（静止している）とが異なっている（変化した）ことを理解しているのである。そして、静止している玩具を見つめながら手足をバタバタさせているこどもの頭の中には、静止しているのではない姿の認識（もっと月齢の高いこどもであれば、玩具が揺れている姿の認識になるのだが、この月齢のこどもでは、まだ漠然とした想起である）があって、こどもの認識は、現実の認識（今の姿の認識、静止像）と非現実の認識（将来の姿の認識、静止しているのではない姿）とに二重化している。二重化という構造が、ヘーゲルの言う実践的認識の特徴である。そして、二重化されたときの、将来の姿の認識が、ふつうのことばで「目的」とよばれているものの本態である。生後四ヵ月間を過ぎた頃に、目的という精神活動の萌芽が出現する。

生後四ヵ月から生後八ヵ月までの間のこどもが持った目的（の萌芽）は、養育者の応援によって実現する。それまでの被養育体験で自分の能動性に自信をもったこどもは、前述のような水準の目的を持ち、行動する（手足をバタバタさせる）。しかし、この月齢のこどもは、まだ事象の因果関係を理解しない。揺らすためには、吊り下げてある玩具に力学的な力が加えられる必要があることを理解しない。養育者は、こどもの意図を推察して、無我夢中の手足の動きであっても目的が実現できるようにとりはからったり（こどもの手が玩具にぶつかりやすいように距離や位置を調節したり）、あるいは、こどもの身体の動きや期待する表情にタイミングを合わせて、養育者が玩具を揺らしてみせる。すると、こどもは、自分の意図に対応した外界の変化に強く心をひかれて、揺れる玩具を注視する。同じことをくり返していると、こどもは、玩具の揺れる姿の記憶を、よく把持し、よく想起できるようになる。そのようにして、同じことをくり返しているうちに、こどもはより明瞭な目的をつくり出すようになる。くり返しは、目的形成の練習である。

この月齢の目的形成という精神活動において、こどもの精神活動は養育者との二人三脚の形でおこなわれており、まだ漠然としたこどもの認識が、養育者からの追認識と行動とによって特定の結果に導かれる。この事情は、図に示した「乳児の生活過程」と同じである。目的の実現はすべて養育者の行動にかかっているので、こどもが抱く多様な目的の萌芽のうち、養育者の意志につながるものだけが実現される。したがって、興味も意欲も、養育者によって追認識されやすいもの、即ち、養育者の心の世界により親和的なものが、より多く現実化される。つまり、養育者の心の世界により親和的なものが、明瞭な目的として形成される練習をより多く受ける。

以上のように、目的や意志を形成する精神活動も、養育行動の下で発達するために、対象認識と同じように、養育者の心のあり方をうけつぐ方向へ誘導されていく。こどもの精神活動は、知・情・意の三側面すべてが、養育行動に伴う精神的交通によって、発達の方向を定められるのである。

四．月齢八ヵ月から一二ヵ月まで

八ヵ月から一二ヵ月まで：探索のはじまり。

いろいろな対象に働きかけて、手応えをもとに性質を学ぶ。（例）食卓の上にあるものをつぎつぎに下へ落として眺めている。クルクルまわるものを指先で上手にまわして見つめている。ものの構造を学ぶ。（例）ひっくり返して眺めたり、引出しの中から品物をひっぱり出したり、扉を開けたり閉めたりする。

こどもは、どうして、他人には自分の心と通い合うような心があると知るのだろうか。流布されている答には、一九世紀の哲学に由来する、首をかしげたくなるような説が多い（たとえばメルロ・ポンティ。新カント派の「図式」発想とロマン派に由来する「姿勢・構え」発想との受け継ぎである）。本当の答は、養育過程の検討によって見つけることができる。

前節で検討した養育行動は、養育者のような存在（人間、他人）がこどもの心のあり方を知る力を持つ、ということをこどもに体験させ続けているのである。こどもは、自分の心のあり方（注意のあり方や情緒や意図）が養育者に察知されて伝わっているということを、前節で述べたような養育行動の中でくり返して体験する。さらに、養育行動は、こどもに、他人の心のあり方を理解する練習をさせている。養育者はこどもに、養育者が注目させたいと望むものを注目させ、喜んでほしいと望むときには、こどもを笑わせる。こどもは、養育者が望むような精神活動をおこなうまで、手を変え品を変えて、養育者から働きかけられる。この過程は、こどもに、養育者の心の動きを理解する練習を課していることになる。このように、こどもは、養育過程で、他人の心の存在や心の動きを学んでいるのである。

こどもは、生まれて七ヵ月間ないし八ヵ月間を過ぎた頃に、さらに発展した精神的交通の段階に入る。それ以前の段階では、前節で述べたとおり、こどもは受身であり、養育者からの働きかけによって、誘導されて、養育者が見せたいと考える対象へ注意を向けたり、養育者が望む情緒反応を生じていた。それが、生後七ヵ月ないし八ヵ月からの段階では、こどもは、自分から積極的に、養育者の心のあり方を知ろうとするようになる。精神的交通において能動的になることが、この段階の特徴である。

この段階では、こどもは、養育者がこどもの目の前に対象を提示したときに対象を見つめるだけではなく、自発的に養育者の手の動きを目で追って、養育者の手の触れているものを注視するようになる。さらに、この段階の間にこどもは、後に述べるような体験による人間認識の進展も関与して、養育者の視線をたどって、養育者が見つめる対象を自分も注視するようになる。養育者の注意のあり方を、こどもは能動的に追体験するようになるのである。

この段階のこどもは、自分の情緒的反応を決定するときにも、積極的に、養育者の心の動きを手がかりにしようとするようになる。いつもと違った場面におかれたり、異なった雰囲気を感じると、こどもは、養育者の表情をみる。もし、養育者がこどもにほほえみかけたなら、こどもは不安を捨てて、ニッコリする。もし、養育者が緊張した不安そうな表情でこどもを見返したなら、こどもは不安になって、養育者にすがりつく。以前の段階の受身的な学習から、能動的・積極的な学習へと変化しているのである。

さて、この節の冒頭の表に示したように、この段階では、こどもは、自分の身体（手）を使って対象へ働きかけてみて、その手応えによって対象の性質や構造を知ろうとしはじめる。自分の力で外界を探索し、自分の体験によって学ぶことが始まるのである。ただ、この段階での探索学習においては、こどもは、自分自身の経験だけが手がかりである。振って音が出る玩具（ガラガラ）を経験すると、別の玩具（人形）をつかんで振って、あり方を調べる。探索はそれ以上には進まない。

この段階のこどもは対象の実体性に気づき始めていて、対象に対して多様な働きかけをして、その手応えに基づいて、ひとつの対象の多様な側面を理解しようとしはじめているのだが、働きかけ方のレパートリーがまだわずかしかない。触れる、振る、叩く、引っ張る、破く、かじる、落とす等、探索方法が限られている。その理由は、この段階のこどもは、働きかけ方を考えるときに、自分自身の体験の記憶しか手がかりにできないからである。新しい対象（人形）のあり方を調べる時に、自分よりも豊富な経験をもつ養育者の探索方法を取入れることがなく、自分の経験（ガラガラを振ると音が出た）に基づく探索方法（振る）をくり返すだけである。たまたま別の探索方法を発見することもあるが、それは幸運な偶然にすぎない。

こどもの探索学習は、こどもが養育者の行為方法を真似して取入れるようになれば、飛躍的に進む。そうなるのは、生後一二ヵ月間を過ぎた頃である。生後八ヵ月間を過ぎたばかりの段階では、まだ養育者の行為方法の自発的模倣や取入ればない。自発的模倣や取入れが可能になるには、養育者も自分も同質の行為主体であるということをこどもが理解しなくてはならない。生後八ヵ月から一二ヵ月までの間は、まだ、その理解の基礎になる体験を積んでいる段階であり、その理解には達していない。

どんな体験が、その理解の基礎になるのだろうか。前節とこの節とで論じてきたのは、こどもが、養育者と自分とは同じように物を見たり、同じように情緒を生じたりする存在であることに気づいて行く、その糧と過程とである。これは、養育者と自分とが同質の行為主体であることを理解するための重要な基礎である。これに加えて、生後八ヵ月から一二ヵ月の間には、養育者と自分とは、同じように何かを意図し、同じように対象に働きかける主体であることを知る体験を積む。

この段階のこどもは、養育者の注意のあり方や情緒反応に対するのと同じように、養育者の意図に対しても、それを積極的に知ろうとする。たとえば、生後八ヵ月のこどもに、養育者の指さし表現をどのくらい理解できるかを試してみる。養育者は、「ホラ、ホラ、あれ、あれだよ」と言いながら、離れたところにある玩具を見つめて玩具を指さしてみせる。こどもは、養育者の顔をみて、つぎに養育者の手先を見て（手は人差指を伸ばしているだけであり、何も品物をつかんでいないので、不思議に感じて）、再び養育者の顔をじっと見つめる。養育者が何を意図しているのか、養育者は自分に何をすることを要求しているのかを推察しようとして、養育者の眼と表情を注視しつづける。指さし表現を理解するのは生後一〇ヵ月頃であるが、その少し前には、このように、養育者の意図を知ろうとする能動的な態度が出現している。

養育者の意図を知ろうとして積極的になっているこの段階のこどもに対して、養育者は、養育者とこどもとが同一の意図をもち同一の行為をする体験をさせる。こどもがおこなっている探索行為（たとえば、積木を左右の手に持って、打合せて音を出す）を、養育者が真似る。そして、養育者の行為（積木を打合せる）に興味をひかれてこどもがもう一度同一の行為をくり返した時には、おおいにほめるか、あるいは、養育者ももう一度積木を打合せてみせる。それを何回もくり返す。もし、こどもが異なった行為をした場合には（たとえば、両方の積木を打ち合せるのではなくて、ただ振ったときには）、養育者は、意外に感じたという表情を作ってみせて、ほめずに、もう一度積木打合せをやって見せる。このようにして養育者は、養育者とこどもとが同一の行動をして同一の結果を得る（二つの積木が接触して音を発する）ことを交互にくり返す状態を誘導する。

この月齢のこどもは、自分の身体のあり方について、活発な探索をおこなっている。自分の身体のあり方を調べる行動は、生後四ヵ月ないし五ヵ月頃に、自分の手を注視することから始まる。生後四ヵ月頃、こどもは目で見ているものを手で叩いたり、つかんだりするようになるが、それと同時に、叩いたりつかんだりしていた自分の手をじっと注視する。そして、生後七ヵ月頃から、こどもは、自分のいろいろな身体部分に関心をもち、たとえば、自分の胸や腹をのぞき込んだり、お臍をいじったりして、探索するようになる。

養育者の意図を知ろうとする積極性と、自分の身体の客体的なあり方の学習と、養育者と自分が同一の行為を交互にくり返す練習とが、こどもに、養育者と自分とは同じように何かを意図し、同じように対象に働きかける主体であるということを教えるのである。

ここまで述べてきたように、こどもは、出生直後から一一ヵ月間ないし一二ヵ月間を費して、養育者と自分とは、同じように、物を見たり、情緒を生じたりする存在であること、同じように何かを意図し、同じように対象に働きかける主体であることを知って行く。

なお、表現を媒介とする精神的交通のような、意図的なコミュニケーションの萌芽は、生後八ヵ月から一二ヵ月までの間にあらわれる。この時期のうちに、養育者からの表現を少し理解できるようになる。養育者によびかけられると、ふりむくようになる。養育者が指さすと、さした方向や対象を注視するようになる。また、養育者への意識的な伝達も始まる。こどもへ注意を向けていない養育者に対して、「アー！」と発声して自分へ注意を向かせようとする。操作してもらいたい対象があると、養育者の手をその対象におしつけて、操作することを要求するようになる。

五．月齢一二ヵ月から一八ヵ月まで

一歳から一歳六ヵ月まで：探索の本格化と自発的模倣。操作法の違いや力の入れ方の違いによって結果が変化することを学習する。（例）物を放す位置をいろいろ変えて、落ちる場所が変わることを観察している。振ってもだめなら引っ張ってみるような試行錯誤の工夫をする。他人のやり方を見ていて、まねする。（例）母親が食卓を拭いていると、自分も布をつかんで食卓の上をこする。兄が鉛筆で絵を描いていると、自分も鉛筆を握って紙の上で動かす。

生後一一ヵ月ないし一二ヵ月頃から、こどもは意図的なコミュニケーションの方法を本格的に獲得しはじめる。自分が意図する対象がどれであるかを指さし表現で養育者に伝えるようになる。また、操作してもらいたい玩具があると、その玩具をつかんで、養育者の目の前へ差し出して、操作することを要求するようになる。さらに、言語表現の練習も始まる。

表現の練習が始まり、意図的なコミュニケーションが成立しはじめると、こどもの精神的交通の能力の発達は著しく加速される。意図的なコミュニケーションが成立する前の時期のこどもと養育者との精神的交通の検討は前節でほぼ終えたが、養育者からの認識の継承について、もう少し先まで、月齢を追って見ていこう。

生まれて一一ヵ月ないし一二ヵ月間を過ぎたこどもは、外界の事象を二つの方法で知って行く。ひとつは、この節の冒頭の表に示したように、自分の手で対象を探索して知って行く方法である。もうひとつは、事象に直面している養育者の表情や態度から、事象に対する評価を知って行く方法である。この二つの方法のうち、先に前者を検討する。

前節で説明した過程を経て、この月齢のこどもは、養育者と自分とが同質の行為主体であることを理解しはじめる。それで、こどもは、対象の性質や構造を調べるのに、養育者のやり方を見て、それと同じやり方で対象へ働きかけてみるようになる。これが自発的模倣である。自発的模倣をするようになると、対象を探索する方法が飛躍的に豊富になり、かつ、的確になる。モデルになる養育者は限りない行動レパートリーをもっているし、また養育者は各々の対象に対して各々の性質や構造に見合った働きかけをしてみせるからである。

模倣による探索方法の豊富化は、対象実体の多面的なあり方の認識を深めさせる。さらに、この月齢のこどもは、自分は大勢の行為主体の中の一人にすぎないことに気づき、また、自分の客体的なあり方について学習してきているので、対象に働きかけている自分の身体の動かし方や力の入れ方を相対化できるようになっている。だから、対象に働きかけても期待した結果が得られなかった時には、自分の身体の動かし方や力の入れ方を変えてみて、望む結果を得ようとする。つまり、試行錯誤をする。探索方法の豊富化と試行錯誤のはじまりとによって、こどもの探索学習は本格的になる。

模倣による探索方法の的確化は、対象の性質や構造についての養育者の認識をこどもが間接的に利用していることであり、こどもは的確な探索方法を実行し、その手応えを体験することによって、対象の性質や構造についての養育者の認識を体験学習によって継承する。また、探索方法の的確化は、対象実体について限りなく可能な探索学習のうち、養育者の対象認識を体験学習することになるような探索学習をより多く実行させるという効果がある。このことも、こどもの認識が養育者の認識を継承するような方向へ発達することを促すのである。

生後一二ヵ月頃からのこどもが外界の事象を知っていくもうひとつの方法を検討する。探索学習によってこどもが自分の身のまわりの事象をひととおり理解し終えるのは、幼いこどもの活発ないたずら活動が一段落する頃、生後三〇ヵ月頃である。それまでは、こどもは、身のまわりの諸事象を調べている途中であり、対象の性質や外界の因果関係をまだよく理解できずに生活している。この段階のこどもは、ある対象の性質や構造を理解できない時には、その対象の評価（安心してよいのか・不安を感じるべきなのか、魅力を感じるべき対象なのか・回避すべき対象なのか、というような情緒の水準での評価）を先に習得しようとする。

生後一二ヵ月頃からのこどもは、対象を見つめている養育者の表情や態度を手がかりにして、その対象に対する養育者の感情を知り、その感情を、その対象に対するこども自身の評価（情緒反応）として継承する。見慣れぬ人に出会った時に、その人に対して養育者がニッコリすれば、こどもはその人に対して肯定的な感情をもつ。見知らぬ物品を取り扱う養育者が不安や不快の表情をしていれば、こどもはその物品に対して否定的な感情をもつ。この段階のこどもは、このようにして、対象への評価（情緒反応）を養育者から受けついで行く。

自閉症の幼児では、自発的模倣による探索も、養育者からの情緒反応の継承も、どちらもなかなか出現しない。さらに月齢をさかのぼってみると、生後八ヵ月頃からのこどもが示すような精神的交通における能動性（前節を参照）が出現していない。そして、自閉症の幼児は、自分自身の経験だけを手がかりにする探索学習を長くつづけて、その探索学習が外界を知る唯一の方法である時期が長くつづく。そのために、養育者からの認識の継承がおこりにくく、自閉症のこどもたちの精神発達は、養育者たちの精神生活のあり方を継承する方向へなかなか向かわない。自閉症への早期対応を考えようとするならば、第三節で検討したような、受身の形での精神的交通の段階へ戻って考える必要がある。

六．月齢二一ヵ月から三〇ヵ月頃まで

一歳九ヵ月から二歳前半まで：予想と思考実験、想像上の立場移行。
こう働きかけたらどうなるか、変化のプロセスをあらかじめ頭の中に描くことができる。
結果を見て、原因を推測することもできるようになる。
相手の立場に観念的に移行することができる。（例）鏡を利用する。人形の世話をする遊びをする。言語質問を理解して返答する。

自発的模倣による探索学習や対象への情緒反応の習得の過程で、こどもは養育者の心の動きを追体験する練習を積む。この追体験の練習は、養育者と同じ目的をもって行為する練習であり、養育者と同じように対象を評価する練習である。この練習は、こどもが養育者の精神生活のあり方を継承することを促進する。

さて、対象の操作を模倣するときには、養育者が対象のあり方のどの側面・対象の構造のどの部分に働きかけたのか、どんな身体の動きをしたのか、対象がどの状態からどの状態へ変化したのかを、こどもは知らなくてはならない。もしその理解が不正確であれば、こどもは真似したつもりであっても、養育者と同じ結果は得られない。対象操作の模倣は、初めは、失敗することのほうが多い。だから、特定の結果を実現したいという気持ちが強ければ、こどもは養育者の行動の観察を何回もやり直す。そして、養育者の行動と自分の行動の異同を確かめようとする。観察のやり直しの中で、こどもは、養育者の動作と対象のあり方とが次々に変化していくのを注目しながら、変化後には消えてしまうひとコマひとコマの光景を記憶にとどめておく練習を積む。また、その記憶を想起したり、時間的順序に沿って頭の中で配列しなおしたりする練習をする。養育者の行動と自分の行動の異同を知るためには、それがどうしても必要だからである。

この練習が進むと、こどもは、まず、変化のプロセスを観察した後で、対象が、主体のどんな働きかけに対応して、どんな変化のプロセスをたどったのかを、記憶を想起して、頭の中に描けるようになる。次には、変化のプロセスを見ていなかった場合でも、かつて類似のことを観察したときに得た記憶をもとにして、どんな原因が作用して、どんな変化のプロセスをたどったのかを、頭の中に描けるようになる。さらに、新しい対象を前にした時に、類似の対象を操作した記憶をもとにして、主体の働きかけに対応しながらその対象がどう変化していくのかを頭の中に描いてみるようになる。予想をしはじめるのである。生後二一ヵ月頃に、こどもは、予想をしはじめる。

変化プロセスの記憶想起や予想は、「今」ではない、過去や未来に主体の位置を移した場合の、その主体の認識のあり方を、想像の中で、作ってみることである。「今、ここ」ではない位置にある主体の認識のあり方を、想像の中で、作ってみることができるようになると、こどもは、相手の立場での体験も想像しはじめる。こどもは生後一二ヵ月頃から、養育者と自分とは、同じように、物を見たり、情緒を生じたりする存在であり、同じように何かを意図し、同じように対象に働きかける主体であることを知りはじめていた。生後二一ヵ月頃になると、こどもは「今、ここ」ではない別な位置の主体の認識を想像の中で作り出せるようになるので、自分がもし養育者だとしたらどんな認識をもつのかを想像してみることをはじめるのである。

この月齢のこどもは、鏡を利用して、相手の位置から見た自分の姿を想像するようになる。人形遊びをするときには、自分が母親の立場に移行して、人形をこどもに見たてて、人形の髪にブラシを当ててみたり、人形を寝かせつけるしぐさをしてみたりするようになる。言語表現では、客体的表現の語彙（名詞など）の練習は生後一二ヵ月頃から始まっているが、主体的表現（時枝誠記が「辞」と名付けた品詞など）の理解や表出は、生後二一ヵ月頃からである。この頃から、こどもは、相手の質問の意図を理解しはじめ、そして、「うん」「いや」という主体的表現の語彙を使う練習をしはじめる。主体的表現の語彙は、話し手の心の動き（意図や感情や判断）を客体化せずに表現するので、話し手の立場と聞き手の立場とを、観念の中で自由に行ったり来たりできなければ、理解できないものである。だから、生後二一ヵ月頃に、初めて練習が可能になるのである。

七．おわりに

生物としての進化は、人間に何をもたらしたのだろうか。それは、精神生活のあり方の可塑性である。人間は、発達途上での精神活動がどうであるかによって、成長後の精神生活のあり方が変化をする。動物種の中には、成長後の行動様式が遺伝によって強く規定されている種もある。一方、鳥類と哺乳類には、行動様式や生活様式を、環境に適合させて柔軟に変化させるような種がある（ローレンツは、ワタリガラスやドブネズミがそうであると述べている。コンラート・ローレンツ、日高敏隆ほか訳、一九五四年）。人間という種の出現は、一部の鳥類や哺乳類にもみられるような、行動様式の遺伝的規定性の減少と学習能力の増大という変化の延長線上にあり、人間はその傾向が最大となった種であろう。

こどもは文字の書かれていない白紙であり、精神のすべての内容は経験から生じる、というジョン・ロックの主張を、エソロジーの研究者は、人間の行動と他種の動物の行動とに類似性があることを根拠にして批判し、乳幼児の研究者も、胎児や新生児の活動性を根拠にして反駁しようとする。けれども、ロックの白紙説は、人間の精神発達の特徴をそれなりにとらえているのである。

人間の身体の構造は、確かに、遺伝によって規定されている。感覚も運動も、身体の構造によって規定される側面があり、つまり、遺伝によって規定される側面がある。どんなに練習を積んでも、超音波のような高周波の振動を聴き分けるようにはならないし、自分の肉体だけで空を飛べるようにもならない。エソロジーの研究者や乳幼児の研究者がとりあげているのは、結局、この水準の遺伝的規定性にすぎない。けれども、人間は、遺伝的に規定された身体だけを使って、機器や航空機を創り出し、高周波の振動を識別したり、空を飛んだりしているのである。感覚の限界は認識の限界にはならないし、運動の限界は活動の限界にはならない。したがって、感覚や運動に対する遺伝的規定性は、精神活動を規定するものではないのである。

発達途上での体験の蓄積が、将来の精神生活のあり方を規定する、というのが私の考えである。この考えに立って、養育者からの認識の継承が、養育者とこどもとの精神的交通によって媒介される過程を考察した。

【引用文献】

森下軍一、一九八一年：「自閉症の生理・心理学的解析」、第二二回日本児童精神医学会総会発表資料

コンラート・ローレンツ、日高敏隆ほか訳、一九五四年：「心理学と系統発生学」、『動物行動学Ⅱ』、思索社

D・N・スターン、小比木啓吾ほか訳、一九八九年:『乳児の対人世界』、岩崎学術出版社

第Ⅲ部　発達の理論

第6章　発達の理論はどんな問題をかかえているか
——一九世紀の哲学の遺残

一．はじめに

自閉症のような精神発達のつまずきは、なぜ起こるのだろうか。それを解明するためには、そもそもこどもの精神発達は、なぜ、どのようにして、進むのかを考えてみる必要がある。こどもの精神発達のプロセスを述べた理論はいくつもあるのだが、しかし、それらの理論のほとんどが、人間の精神活動の本質をつかめずに展開されていて、精神発達の原動力が何なのかをとらえる水準に達していない。そのため、精神発達のつまずきの解明には役に立たない。

人間の精神活動の本質を的確に指摘したのは三浦つとむである。三浦つとむの指摘を、こどもの精神発達の研究を前進させる鍵にすることができる。三浦つとむの仕事は広い分野にわたっていて、人間や社会にかんする多くの事象を論じているが、彼の見解はどれも優れている。

一方、同じ分野で流布されているほかの研究者の理論を読んでみると、多くは欠陥品である。

そして、欠陥品には共通の特徴がある。科学的な考察であるはずの記述の中に、二流の哲学者から借りた思弁が書かれていることが共通の特徴である。この事情を、三浦つとむはこう書いている。

「いまだに哲学と名のるものがくっついてまわっているような分野があるとすれば、それは科学と名のっていてもまだ真に科学の名に値しないことを暗示しているといっていい。法律学には法哲学なるものが、言語学には言語哲学なるものがそれぞれくっついてまわっているばかりでなく、法律学者あるいは言語学者も、この問題は法哲学に属するとか言語哲学に属するとか述べて、いわば下駄を預けている状態にある。」

「では、この哲学に下駄を預けている問題はどんな問題かというと、それは精神活動に関する問題である。」

「法律学あるいは言語学が、いまだに哲学と名のるものによりかからなければならないのは、認識についての科学的な理論を持たないためであ（る）。」（引用は、いずれも、三浦つとむ、一九六七年①）

精神発達の研究の場合には、はじめから終わりまで、その精神活動が考察の対象である。だから、既存の理論を読むと、認識哲学とか人間学とかが始終顔を出す。この分野の研究をするときには、二流、三流の哲学的思弁を相手にすることを覚悟しなくてはならないのが現状である。

この小論では、精神発達の理論に一九世紀の哲学がどのように影を落としているかを論じながら、こどもの精神発達は、なぜ、どのように進むのかを考察する。

二．どんな発達理論が通用しているか

最初に、既存の精神発達理論を検討する。

自閉症やその他の精神発達のつまずきを研究している研究者たちは、どんな理論に頼って研究を進めようとしているのだろうか。研究者たちは、発達の障害を研究するためには正常な発達の過程を知る必要があるということは知っている。だから、児童精神医学の教科書には、必ず、健康なこどもたちの発達について書かれている。まず、発達の統計的な事実が記述されている。言語能力の発達であれば、平均的なこどもは、一歳で単語を話しはじめ、二歳頃には対話しはじめること、描画力の発達であれば、三歳で円を描き、四歳で正方形を描き、五歳で三角形を模写できるようになること——というような発達の経過が記述されている。しかし、正常発達の統計的な事実を知っただけでは発達の障害の研究には不十分である。

なぜ、健康なこどもたちはそういう発達をたどるのかを知ることが、ある特定のこどもたちにどうして発達の障害がおこるのかを解明するためには必要である。そのために、児童精神医学の教科書には、発達の原動力と過程とを説明する理論が紹介されている。

問題は、その発達理論にある。教科書に紹介される発達理論はだいたい決まっていて、フロイト(Freud, S.)などの精神分析学派の理論や、ピアジェ(Piaget, J.)の理論、さらにスキナー(Skinner, B. F.)の学習理論などである。いずれも、発達の障害の研究の鍵としてそのまま信頼してよいような理論ではない。

もちろん、どんな正しい理論であってもその正しさには必ず限界があるから、世の中には無条件に信頼してよい理論というものはない。けれども教科書に紹介され、多くの研究者が発達の障害の研究の鍵にしたいと考えているこれらの理論の問題の大きさは、そんな生やさしいものではない。これらの理論のなかには意義ある内容を含むものもあるので、すべてを破り捨ててしまってよいわけではないが、これらの理論が主張している人間観や精神観は科学的な検討に耐えられるようなものではない。

精神分析学派の理論は、精神医学のなかで人間心理のダイナミズムの解明に用いられてきた唯一の理論だったから、精神分析学派の理論のまわりには人間の心の動きかたについての重要な知見がたくさん集められている。そのために、精神分析学派の理論には、それ以前には学問と認められる形では研究されず、フロイトやフロイトの後継者によって初めて本格的に研究されたことがらが含まれている。

ピアジェの理論は、発達に伴って精神活動の質が変化することを証明するために、はっきりした目的意識をもってこどもの心のありかたをもう一度事実観察からやり直して作り上げた理論である。そのために、ピアジェの理論では、彼が初めて注目したようなこどもの心の現象がとりあげられている。

このように、それぞれの研究には貴重なものが含まれているのだが、しかし、この二つの理論体系が主張している精神観は間違っている。

フロイトの学説の理論的な性格については、三浦つとむが論じている（三浦つとむ、一八六七年②）。精神分析学は臨床精神医学や臨床心理学の実地の学問なので、心理的援助やカウンセリングの実践によって鍛えられている。そのために、フロイトの理論上の逸脱はかなり修正されている。ただし修正は、理論そのものの修正という形ではなく、解釈のしかたをくふうするという形でおこなわれている。心理的援助やカウンセリングは現場の技術であり、それに従事する人たちは科学的なものの見方をそれなりに身につけているので、たとえば、リビドーとは実在する精神的エネルギーであるというようなフロイトの主張を字義どおりに受けつぐのをためらう。それで、フロイトは比喩的な言い方をしているのであろうと解釈して、フロイトの主張を科学的な常識となんとか共存させようとしているのである。

解釈による修正は、しかし、ごまかしである。臨床的な現象を整理して経験主義の水準で法則性をつかもうとする場合にはさほど不都合はなさそうに見えても、「大きな観点から―中略―本質は何かを考え、仮説を立てて実証的に具体化していく仕事」（三浦つとむ、一九六七年③）が必要な段階になると、このごまかしではやっていくことができない。人間の精神発達の原動力や過程を探ることは、発達に伴ういろいろな現象をもたらしている背景（運動を担う実体的な過程）を探ることなので、三浦つとむが書いているような仕事が必要になり、精神分析学派の理論では、理論の根本的な弱点があらわれて研究の前進を阻む。フロイトが優れた研究者だったことは間違いないが、一九世紀の諸哲学（俗流唯物論に反発して広がった、一九世紀の新カント派の科学観や人間観）から影響をうけていて、それが精神観の欠陥となっている。

三、ピアジェの発達理論の背景とつまずき

現在の精神発達の理論には、一九世紀の時代思潮の影の濃い理論が多い。一九世紀は、生物学や物理学などの自然科学が興隆した世紀である（ダーウィンの『種の起源』が一八五九年、マイヤーたちのエネルギーの転化と保存の法則が一八四五年ころである）。同時に、自然科学の興隆で勢いを得た俗流唯物論（フォークトやビュヒナーの機械論的人間観）に反発して、新カント派が不可知論・観念論の科学論や人間論や社会観を広めた時代でもある（リープマンが『カントとその亜流』を発表したのが一八六五年である）。こういう一九世紀の時代思潮の影響を受けているために、現在まで通用してきた発達理論には、旗印は生物学で精神観は不可知論・観念論である、という理論が多い。フロイトもピアジェもそうである。

フロイトは、多くの人が抱いているフロイト理論のイメージとは異なって、人間が生物（自

然科学の対象）であることを重視しようとしていた。ピアジェも同じであり、人間心理を研究する目的は「認識の生物学的説明」（ピアジェ、波多野完治訳、一九七五年）をすることである、と述べている。ピアジェは、人間の知能は生物が環境に適応するしかたの一つであると考えた。彼は若い頃に従事していた水性生物の生態の研究から環境適応の過程を説明する「同化」「調節」「均衡」という概念をつくり、それらの概念で人間の精神活動を説明しようとしたのである。

ピアジェは、独特な精神発達理論（本人の命名では発生的認識論）を作ったが、ピアジェの理論の特徴はふたつある。ひとつは、人間の精神活動を、生物の物質的な活動の発展の延長上にある活動である、と考えていることである。ふたつ目は、二〇世紀初頭において流行していた図式論や構造論を受けついでいることである。

ひとつ目の、精神活動を生物の物質的な活動の発展の延長上にある活動であるとみなすピアジェの考えを検討する。この考えが正しいかどうかを、少しまわり道をしながら考えてみよう。

生物は環境に適応しようとする。生物は環境の影響に、ただ さらされているわけではなく、環境との相互作用のあり方を能動的に変化させている。環境が生物にとって不利な方向へ変化するときは、環境に対して作用したり、生物のあり方自体を変えたりしながら、生活しつづける。これが適応である。環境との相互作用のあり方を変化させる方法は、ある場合には、生物種という水準での変種の出現であり、ある場合には、生物個体の成長の方向や物質代謝のあり方の変化である。さらに、ある場合には、生物個体の行動（接近や回避、補食など）の様式の変化である。ピアジェの説明をみよう。

「すなわち、次のように言いかえてもいい。適応とは、主体と客体との間におこなわれる相互作用の均衡である、と。」

「さて、有機体適応（物質代謝のような生理的相互作用のこと―引用者注）の場合には、この相互作用は物的なものであるゆえ、生活体のある一部分（身体）が外部の環境のある可除部分と相互に浸透しあい、まじり合う、ということを予定せねばならない。だが反対に、心理生活は機能的相互作用と共にはじまるので、このことは、少し前に言ったとおりである。すなわち、生活体は、心理の領域においても『同化作用』をおこなうが、この同化作用によって、『同化された事物』は、生理化学的には、少しも変化しないのである。生活体は『事物』を自己の活動様式のうちに包摂してしまうにすぎず、また調節もこの生活体の活動を変化させるにすぎないのである。」（以上の引用は、ピアジェ、波多野完治・滝沢武久訳、一九六七年）

この引用だけでは分かりにくいかもしれないが、ピアジェの論旨には三つの逸脱がある。第一の逸脱は、直接態と可能態との区別の否定である。彼は物質代謝において生物個体が外界の物質を取り込んで変化させる現実のプロセスから「同化」という概念をつくった。そしてすぐに、生物個体がいままで利用不可能だった外界の物質を新しく物質代謝に利用できるようになることへも、「同化」という概念を押しつけている。このことは、実際の利用と、利用可能性の出現との論理上の差異を無視することである。

第二の逸脱は、現象の背景にある過程（実体構造）の差異の無視である。ピアジェが「適応」という同じことばで呼んでいても、変種の出現、個体の物質代謝の変化、現実的行動、生活様式の変化のそれぞれは、現象の背景にある過程が互いに異質であるのだが、ピアジェはそれを無視している。変種の出現は遺伝情報の変化によってもたらされ、個体の物質代謝の変化は、生物個体に内在している多様な可能性のうちのひとつが、環境の影響によって顕在化することでもたらされ、そしてどちらの場合も、生物体の構造（身体構造や生理学的なしくみ）自体を変化させて、変化以前ならば利用できなかった外界の事物を利用可能にし（ピアジェは「同化」と呼ぶ）、翻って、生活様式を変化させる（ピアジェは「調節」と呼ぶ）。ピアジェは、この水準の適応過程に対応する概念を、そのまま動物の行動へも押しつけている。

第三の逸脱は、現実的行動と精神的活動との差異の否定である。ピアジェは、現実的行動では主体は対象と物質的な相互作用を行うが、精神活動では主体は対象と物質的な相互作用を行うわけではない、という差異を無視している。ピアジェは、人間や諸々の動物の現実的行動を検討して、その過程を抽象化した論理を作り、その論理を精神活動にそのまま押しつけている。精神活動の特殊性を無視することになる。

物質代謝はあらゆる生物現象を貫く普遍的なことがらである。だから、物質代謝の水準での把握はすべての生物現象の基盤についての認識をもたらすが、しかし、生物のより高次な特殊なありかた（たとえば、行動）についての手がかりを与えはしない。同じように、「行為」（ピアジェの用語法であり、人間や動物のすべての活動を包括する概念）一般についての把握は、精神活動の特殊なあり方についての手がかりを与えない。精神活動の特殊性の認識を除外して成立する概念だからである。ピアジェの方法は、精神活動を「行為」へ、さらに「適応」へ還元してしまうものであり、精神活動の特殊性の把握は二重に三重に排除されてしまう。

人間の知能は生物が環境に適応するしかたのひとつである、というピアジェの最初の考えは間違っていないのだが、研究対象の立体的な構造をつかみそこなっている。

四．ピアジェの「図式」と「構造」

ピアジェの理論の特徴のふたつ目は、二〇世紀初頭において流行していた図式論・構造論、およびその補完物である機能理論を受けついでいることである。当時の論者のいう「図式」や「構造」とは、研究しようとしている現象から抽出した抽象的な形式のことである。研究の本当のみちすじは、現象を観察し、次に、現象をもたらしているのはどのような実体的な過程なのかを探ることである。科学的研究は、現象の研究、実体構造の研究、本質の研究、という三段階をたどる。しかし、図式論・構造論の方法は、現象のおのおのがどのような実体的な過程に担われているのかを探る道をとらずに、一群の現象に共通する抽象的形式をただ探し出して、その抽象的形式を議論して事象の本質論を手に入れようとするものである。

ピアジェは、このような図式論・構造論の発想をうけついで体系をたてており、こどもの精神発達を、「シェマ（図式）」の発展のプロセス、あるいは、システムの安定化のプロセスとして叙述している。シェマ（図式）は、現象の背景にある実体構造の差異を無視して抽出した抽象的形式（数学的形式）である。発達心理学者の多くは、こどもの発達現象を繊密に観察したピアジェがおかしな観念論のような主張をしているはずがないと考えて、ピアジェの図式論の解釈に四苦八苦しているが、これはピアジェの理論の買いかぶりである。ピアジェの理論には、読んでわかるとおり、非科学的な部分が多いのである。

ピアジェの説明を読んでみよう。

「同化とは、つまり外的現実を自己の活動に基づく形態（フォルム）に取り込み、それを構造化することである。生命過程であれ、実用的つまり感覚運動的な知能であれ、これらはその本性においてどれほど異なるにしても、いずれも対象を主体に同化して適応しているという点では同じである。」

「整合性（数学的整合性―引用者注）があるところにのみ―中略―適応が生じるのである。もちろん、運動レベルの整合性は、反省レベルや生命レベルの整合性とはまったく異なる。―中略―しかし、どのレベルにおいてもつねに適応は、調節と同化が均衡して、安定したシステムに達したときにはじめて完成するのである。」（以上の引用は、ピアジェ、谷村覚・浜田寿美男訳、一九八七年）

この考えを推し進めると、活動し、対象を同化し、発展していく存在は、個人や生物個体ではなく、「シェマ」やシステム自体であるという考えに行きついてしまう。ピアジェが嫌う、「主体なき構造」を主張する構造主義者たちと、同じところへ行きつくことになる。

五．学習心理学の人間観

スキナーたちの学習心理学も、児童精神医学や発達心理学の教科書に必ず紹介されている理論である。スキナーたちの学習心理学は、心の発達を、経験の積み重ねの結果であり、学習の結果である主張する。したがって、精神活動の習得説のひとつである。

習得説という点だけをみるならば、精神発達を生物体の成熟現象とみる説よりも正しいのだが、学習心理学の正しさは、この前提だけである。

学習心理学は、行動主義の立場を受けついでいる。行動主義は人間の精神活動や心理的過程の研究を否定している。したがって、その立場を継承している学習心理学には、人間の精神活動を探る方法論が欠けているのである。そのため、人間の精神活動の特殊性をまったくとらえられず、ラットなど下等哺乳動物を使った実験での知見をいきなり人間にあてはめてつくりあげた、歪んだ学習観、人間観を主張している。スキナーたちの学習理論には、すくいあげて役立てることができるような中身がない。

発達心理学の研究者の間で、人間は経験から学んで心を発達させていくという正当な精神観が不人気である理由は、習得説というと、すぐスキナーたちの理論が連想されるためである。発達心理学の研究者たちが、スキナーたちの矮小な人間観に賛成したくないと考えるのは、もっともなことである。スキナーたちの学習心理学の誤謬が習得説への賛同者を減らしてしまったのは、自称社会主義体制の退廃が社会主義思想への賛同者を激減させてしまったのと同じ理屈である。

なお、障害児の教育において主張されている行動療法は、このスキナーたちの学習理論に立脚したものである。

六．人間の精神活動の特質

既成の理論が役立たなければ、人間の精神発達を探る方法を自分たちで探さなければならない。ここから、その作業をしてみよう。

最初の作業は、精神活動の特質を振り返る作業である。

事物を研究するときには、対象となるべき事物の性格や構造についての予想を持ち、研究の進展とともに、さらにその予想を作り直して、今行なっている対象へのアプローチが誤っていないかどうかを検討しながら進む。精神発達の研究では次のようである。人間の精神活動は人間の生活のなかでどんな位置にある活動なのか、精神活動自体はどんな構造の活動なのか、精神活動の発展にはどういう論理があるのかなどを考える作業と、こどもの実際の成長過程を探る作業とを、互いに媒介させせながら研究を進めなければならない。

順に考えてみよう。

人間の精神活動は人間の生活のなかでどんな位置にある活動なのか。人間の現実的な生活をつくり出しているのは、物質的な活動である。精神活動は、その物質的な活動を媒介する。物質的な活動には、物質代謝や生理学水準での生物体としての営みもあれば、人間やその他の動物の行動（身体的運動）もあって、精神活動は行動を媒介するものである。人間の行動の発現には、必ず精神活動が介在している。

精神活動はどんな構造なのか。発展した精神活動には、三つの側面がある。伝統的、常識的な精神観がいうように、知・情・意という三側面である。「知」は、対象のありかたをとらえる精神活動であり、対象の感覚的なありかたをとらえる感性的認識と、感覚で直接とらえられる水準を超えたありかたを理解する超感性的認識（たとえば概念）とで成り立っている。「情」は、対象のありかたを認識したときに感じる、快・不快や、魅力感・嫌悪感や、喜び・怒りなどである。「意」は、目的や意志、規範などの精神活動である。

物質的生活と精神活動との関係を、この精神活動の構造に照らして考える。物質的生活は、主体と外部自然との物質的な交渉である。この物質的な交渉を担う「行動」に対して、精神活動（目的や意志）は行動を媒介する原型である。このときに、精神活動は、物質的生活を通じて二とおりの影響を与えられる。一つは「知」の側面を介する影響である。有効な意志を形成するためには対象のあり方を正しくとらえる必要があり、認識は現実を反映し模写しなければならない。行動の対象である外部自然のあり方が精神活動（認識）のあり方へ影響を与える。もう一つは、「情」の側面を介する影響である。意志形成や意志発動には、情緒や情動が伴う。情緒や情動は、個体と環境因子ないし対象との関係を評価する精神活動であり、しかも反省的認識ではなく、個体の身体性に直接根ざしているような評価である。情緒や情動には、個体の身体的なあり方が影響を与える。（個体の身体的なあり方とは、どういう生物種であり、どういう生活様式の個体であるかということ、および、どういう身体条件にあるか、つまり、その時々に環境とどんな物質的関係にあるかということである。）

精神活動の発展にはどのような論理があるのか。認識の発展は、さまざまな形で研究されている。感覚、知覚、表象、概念という対象認識の発展は古くから論じられており、ギリシャのアリストテレスからドイツ観念論哲学のカントおよびヘーゲルに至る蓄積がある。また、概念や判断や推論の過程に関する研究にも同様の蓄積があり、形式論理学やヘーゲル弁証法などがそうである。いずれも、三浦つとむが発展させて仕上げている（三浦つとむの主な著作は、勁草書房の三浦つとむ選集全五巻に収められており、ここでは詳しい著作の紹介は省く）。

人間の精神活動が発展する原動力は何か。ピアジェは前述のように、認識をつかさどるシステム内部の不均衡が原動力であると考えた。それが誤りであることはすでに述べた。人間の認識が発展する原動力を、三浦つとむが次のように指摘している。

「現実の世界を反映し模写するという認識の本質的なありかたがすでに一つの非敵対的矛盾を形成している。現実の世界は—中略—無限であるにかかわらず、—中略—われわれの頭脳への現実の世界の反映は、われわれの歴史的なありかたと個人の肉体的・精神的なありがたから規定され、—中略—有限でしかありえない、という矛盾である。」

「われわれは認識の本質的な矛盾をとらえて、それがどのように発展していくのかをたぐって考えてみなければならない。—中略—われわれ個人の認識に限界があるとしても、われわれは他の人間の認識を受けついでそれを補う方法を現に実践している。これは—中略—個人が他の人間とむすびついてつぎからつぎへと認識を受けついでいく認識それ自体の交通・運動形態を創造することである。」

「これは非敵対的矛盾を実現しかつ解決することなのである。」（以上の引用は、三浦つとむ、一九六七年①）

この指摘のように、現実世界の無限性と個人の認識の有限性との矛盾が認識の発展や変化の原動力である。原動力であるこの矛盾が、人間の認識に歴史性と社会性という性質を与えており、発達の障害を研究するときには、精神活動の歴史性と社会性との検討が鍵になる。

三浦つとむは、さらに、人間の精神活動の社会性と物質的な生活の社会性との対応を次のように指摘している。

「人間の認識は社会的なものである。」

「人間はその物質的な生活において、交通関係を結んでいる。他の人間の労働の対象化されたものが、場所を移動して自分のところへやってくるし、自己の労働の対象化されたものも同じように他の人間のところへ届けられている。そしてこれらを使用したり消費したりして生活を生産している。そしてこの生活を生産するためには、精神的にもやはり交通関係をむすんで、他の人間の認識を自己の頭に受けとめたり、自己の認識を他の人間に伝えたりしなければならない。」（以上の引用は、三浦つとむ、一九六七年①）

人間の生活のあり方の特質（社会性）が精神活動に社会性という特質を与えることになり、この精神活動の社会性は、対象認識においてだけではなく、意志形成の過程においてもみることができる。意志形成における規範の創出という特別な形態がそれである。

こどもの精神発達のプロセスを解明するときの手がかりを列挙した。以上のような、人間の精神活動の性格や構造を把握したうえで、実際のこどもの成長過程を検討することが必要である。実際の成長過程は、諸過程の複合体である。何の予想も認識も持たずに素手で取り組むと、精神発達に固有の過程をたぐっているつもりでも、途中で道に迷うだけである。

七．こどもの精神発達のプロセス

三浦つとむの指摘の紹介から離れて、こどもの精神発達についての私の考えを素描する。

生まれたこどもは、対象のあり方をとらえる力や理解する力を次第に身につけていく。また、親やまわりの人間と同じような喜怒哀楽の反応を示すようになっていく。さらに衝動的な行動ばかりではなく、複雑な意志をも形成するようになる。このようなことが精神発達である。

この精神発達の本態は、人類が歴史を通じて発展させてきた精神活動のありかたの継承なのである。この継承は、こどもとまわりの人たちとの直接的および間接的な精神的交通を介して実現する。親やまわりの人間たちは、人類が歴史的に発展させ受けついできた精神活動のあり方を既に身につけている。こどもは、親などの養育者たちが身につけているこの精神活動のあり方を、養育される過程で、直接的および間接的な精神的交通によって受けつぐ。それが精神発達なのである。精神活動のあり方が受けつがれるのは、対象認識、情緒、意志形成など、すべての領域においてである。

このうち、対象認識のあり方がどのように継承されるのかを述べる。対象認識は、対象の感覚的なありかたをとらえる感性的な直接的な認識と、感覚で直接とらえちれることを超えたありかたを理解する超感性的な媒介的な認識との、二要素から成り立っている。この二要素についてそれぞれの発達を考える。

感性的な認識は、感覚器官を通じてもたらされる。感覚器官は、他の身体器官と同様に、完成した時の機能が遺伝によってあらかじめ規定されている。どんな育て方をされても、どのように練習させられても、微生物の形態を見分けられるようにはならないし、超音波のような高周波の振動を聴き分けられるようにはならない。感覚能力自体は、学習の産物ではなく、生物学の法則の下にある能力である。

感性的な認識を担っているのは、しかし、感覚能力だけではない。見る技術や聴く技術も、感性的な認識を担っている。人間の限られた感覚能力だけを用いても、対象に向き合ったときに感覚を通じて取り入れ可能な情報は無限に存在する。その中から、そのときの理解に必要な情報を選択して取り入れて、感性的認識が成立する。その時々の目的や事情に対応させて感覚的情報を取捨選択する能力が、すなわち見る技術や聴く技術である。親などの養育者たちから受けつがれるものは、この技術なのである。感性的認識の発達の本態は、この技術の継承である。

次に、超感性的認識の発達を説明する。人間は、対象のあり方を感覚器官を通じて受けとるのと同時に、対象のあり方を他の事物のあり方と関係づけてとらえ直している。古くから論じられてきた、感覚、知覚、表象、概念という発展は、このとらえ直しの認識の発展である。対象認識のこの要素を、三浦つとむにならって超感性的な認識と呼ぶ。

人間が出会う諸事物は、ただ千差万別であるというわけではない。ある事物は他の事物と共通性を持つことがあり、ある事物を他の事物との共通性と差異という観点からとらえなおすことが、認識を深める。例を示す。リンゴというグループに属する個体は、一つ一つ、それぞれのあり方を持っている。それぞれのあり方は、普遍的な側面（リンゴ）と特殊な側面（個体差）との複合である。そして、それぞれのあり方を普遍的な側面と特殊な側面との複合としてとらえられるようになることが、認識の深まりである。

私は特定の個体をとらえてリンゴであると認識するが、同じ個体を果実であると認識することもある。この場合には、より広いグループに対応する普遍性を認識している。さらに、同じ個体を、食べ物とか商品とか植物と認識することもある。食べ物であるという理解は、有用性や用途の側面から、穀物や畜産品との普遍性を認識したものである。商品であるという理解は、その個体のもつ社会的な側面を、商取引される他の物品（雑貨や衣料品、書籍等）との普遍性において認識したものである。これらのことから分かるように、超感性的な認識の発達は、対象のありかたを立体的に、多面的に認識する力の習得である。養育者たちから直接的ないし間接的に手ほどきされながら、こどもは、対象の立体的、多面的な認識の方法を受けついでいく。これが、超感性的認識の発達である。

精神活動の他の側面（情緒や意志形成など）の習得については触れることができなかった。他の機会に譲りたい。精神活動のあり方の継承を実現する精神的交通の検討は、別の小論で試みている（黒川新二、一九九四年）。参照していただきたい。

【引用文献】

黒川新二、一九九四年：「乳幼児のこころ育ち」、人権と教育、二一号、本書に「乳幼児の精神発達のしくみ」と改題して収録した
三浦つとむ、一九六七年①：「認識論と矛盾論」、『認識と言語の理論、第一部』、勁草書房
三浦つとむ、一九六七年②：「パブロフ理論とフロイト理論の検討」、『認識と言語の理論、第一部』、勁草書房
三浦つとむ、一九六七年③：「まえがき」、『認識と言語の理論、第一部』、勁草書房
ピアジェ、波多野完治・滝沢武久訳、一九六七年：『知能の心理学』、みすず書房
ピアジェ、波多野完治訳、一九七五年：「ピアジェ」、佐藤幸治・安宅孝治編、『現代心理学の系譜、第二巻』、岩崎学術出版
ピアジェ、谷村覚・浜田寿美男訳、一九七八年：『知能の誕生』、ミネルヴァ書房、原書は一九三七年発刊

第7章　療育理論とこども観の後退
——TEACCHプログラムの問題点

一．はじめに

発達に障害をもつ子どもを育てるという作業、困難をもつわが子の親に成り直し、自分の人生をかけてその子を育てぬくという作業は、子どもを理解する力と、親である自分自身の心のあり方を理解する力とを、ともに磨かせる。その結果、親や真剣な療育者は、障害児にも通常児にも自分自身にも、心の発達や心の動き方に、人間としての普遍性を見つけることができるようになる。療育の専門職の人間（医師や心理士や作業療法士や教育者）の役割のひとつは、それを援助することである。

けれども、その逆のことをしてしまうことがある。専門職の人間が、誤った障害児観を含む理論を広めてしまい、その結果、親や現場の療育者たちに、健常な人間は生まれつき豊かな能力を備えているものであるが、この子は不幸にも広汎な能力の欠陥をもって生まれてきていて、そのために異常な行動をするのである、という誤ったこども観を持たせてしまうことがある。この小論では、ＴＥＡＣＣＨプログラムを検討の対象にして、障害児観の問題点を探ってみたい。ＴＥＡＣＣＨプログラムが役に立たない療育方法だというわけではないが、読み進んでいけばわかるように、親や療育者たちのこども観を後退させてしまうような主張を確かに含んでいるのである。

ハンディキャップが固定した自閉症の青年たちの生活支援では、こども観の誤りが直接悪影響を与えることはないが、しかし、児童期の療育においては、ＴＥＡＣＣＨプログラムの障害児観は、こどもを育てる人たちの考え方に悪影響を与える可能性がある。

ある範囲の療育や治療には役に立つ理論なのだが、その中にこども観や人間観を後退させてしまう主張を含んでいるのは、ＴＥＡＣＣＨプログラムだけではない。こどもの精神医学界で大流行の注意欠陥・多動障害という障害概念もそうである。いずれも、アメリカの精神医学で大きく育ち、その後、急速に世界中に広まった療育論・障害論である。両者に共通しているのは、プラグマティズムの人間観と方法論である。そして、行動の問題を脳障害へ短絡させる発想である。

進歩の中に後退の種が宿っていることがある。どんな理論も、深く吟味せずに、丸ごと正しいと受けとってはならない。

二．TEACCHの療育理論

自閉症の子どもたちのために、いろいろな療育方法が提案されていて、TEACCHプログラムもその一つである。TEACCHプログラムは、アメリカの自閉症研究のリーダー格のショプラーが、ノースカロライナ州の全域で実施した療育方法であり、TEACCHは「自閉症および関連あるコミュニケーション障害をもつ子どもの治療と教育」（Treatment and Education of Autistic and related Communication handicapped Children）の略語である。佐々木正美が、この療育方法を日本の療育者たちに熱心に紹介した。TEACCHは独特な指導法であるので、日本の療育者たちは最初は違和感をもった。しかし、この指導法が自閉症のこどもの激しい行動を鎮めるし、成人になった時に安定した生活ができる可能性を高める（ノースカロライナ州では、大勢の自閉症の人たちがこの療育方法を受けて育って、安定した社会生活を送る成人になっている）、つまり有効なのである、という点が評価されて、結局、多くの療育者がTEACCHプログラムを採用するようになった。日本の自閉症療育がTEACCH一色に染まりそうな勢いである。

まず、TEACCHの療育の考え方を紹介する。TEACCHの提案者たち（以下、ノースカロライナグループとよぶ）は、自閉症を、次のように考えている。

「自閉症児の基本的な問題は、環境の意味を理解できないということです。自分をとりまく環境からの情報をうまく処理して理解する能力が欠けているとわたしたちは考えています。」（Ｅ・メジボフほか、一九九〇年）

「環境からの情報を適切に処理して組織化する能力が乏しく、他者からの援助や適切な指示がないと自己の行動をコントロールすることが困難である。」

「相互に関連した事柄をどのように関係しているかを認知することの困難。」

「時間的順序を記憶すること、時間を組織化して活用することの困難。受容言語の障害。注意集中の障害、とくに他からの本質的でない音刺激などがあるとき言語指示に注意を集中することが困難。移行に関する困難（特定のことに執着しやすく、やるべきことを変更するのが困難）。」（いずれも、内山登紀夫、一九九七年）

自閉症児は、脳障害のために、情報処理能力や行動の組織化能力に欠陥がある、というのが、このグループの主張である。

そして、次のような療育を提案している。

「強調しておきたいことは、わたしたちは自閉症に関連した基本的障害を決して取り除くことはできないわけですが、改善はできると考えていることです。そのためには、基本的障害からくる混乱や悪影響を最小限にするために、環境を再構成していくということを念頭においてください。」（Ｅ・メジボフほか、一九九〇年）

「子どもの適応能力を向上させる。これには二つの方法があり、子ども自身の認知能力を向上させることと、もう一つは、子どもをとりまく環境を整えて子どもの欠陥を補っていく方法である。TEACCHの特徴は疑いなく後者にある。」(内山登起夫、一九九七年)

情報処理能力等の欠陥のために、環境の意味を理解できず、ことばもわからず、そのために混乱する。しかし、基本障害を治すことはできないから、残っている能力を使って環境の意味を理解できるように、環境を再構成して、混乱を防止する。また、残っている能力を使って、生活技能を練習させる——これが、ノースカロライナグループの療育の考え方である。

ノースカロライナグループは、自閉症児は、事象の時間的なあり方の理解が悪く、空間的なあり方の理解が比較的良く、聴覚刺激の処理が悪く、視覚刺激の処理が比較的良い、と考えている。それで、自閉症児に対しては、情報を、空間的・視覚的な形で与えることを提案している。また、自閉症児には、自分の行動を時間的に組織化する能力がない、と考えている。それで、いま、どこにいればよいのか、何をすればよいのか、どんな手順でするのか、それが終わったら、次にはどうするのかを、その子にわかる形で伝えることが指導法の中心である、と主張している。

三．プラグマティズムと障害理論

次に、理論という観点から、ノースカロライナグループの考え方を検討する。冒頭でも述べたが、最近の日本の児童精神医学の傾向を示す出来事は、自閉症療育におけるＴＥＡＣＣＨの流行と、注意欠陥・多動障害という障害概念の広まりである。どちらも、アメリカの伝統思想であるプラグマティズムが強く反映した実践理論である。プラグマティズムらしく、実用主義・相対主義の明るさがあり、同時に、思弁や形式を軽視したための、理論の水準の低さが特徴である。実用性が、療育者たちをひきつけている理由であり、理論の軽視が、こども観や人間観を後退させてしまう理由である。

プラグマティズムは、一九世紀の哲学であり、イギリスの経験論やフランスの実証主義と共通点が多い。ＴＥＡＣＣＨがイギリスの研究者に受け入れられているのは、アメリカの伝統思想（プラグマティズム）とイギリスの伝統思想（経験論）との間に共通点が多いためであろう。

検討を進める。ノースカロライナグループの理論の特徴は、厳密さや整合性をあまり考慮しないことである。ノースカロライナグループは、オーニッツの障害仮説と、ハームリンの障害仮説と、ラターの障害仮説を、仮説間の一致点や対立点をつき詰めないで、いずれも受け入れている。そのため、理論の中に多くの矛盾を含んでいる。その一つとして、ノースカロライナグループは、自閉症児は視覚刺激の処理が良く、聴覚刺激の処理が悪い、と主張するのだが、これはラターの結論とは反対である。ラターは、以下のような結論を出していた。「研究結果は、特定の感覚モダリティーの刺激の処理に欠陥があるのではない、ということを示している。いずれか特定の知覚の刺激を処理する能力の欠陥ではない。」（Rutter, M. 1983）

ラターの結論が正しいとすれば、TEACCHの療育理論の根拠がなくなってしまうのだが、ノースカロライナグループは、真偽をつき詰めようとしない。大切なのは理論ではなく、実践上の有効性であると考えているのだろう。

ノースカロライナグループは、現象の本質は何なのかという議論に深入りせず、障害理論の厳密さや整合性を重視しない。一方、療育方法については、技法や手順を明確にすることを重視し、効果の判定を厳密にしようとする。プラグマティズムは、真理の相対主義を主張し、理論の折衷を肯定する。そして、真偽の判定を、実践上の有効性によって行う思想である。ノースカロライナグループの理論と方法論は、このようなプラグマティズムの土壌の産物なのである。

プラグマティズムは、実用主義と行動主義の哲学である。実用主義については今述べた通りだが、TEACCHの療育理論には、行動主義の特徴もよく現れている。行動主義は、外界を認識する精神活動や、行動を媒介する精神活動を検討することを拒否する。精神活動を検討しないとすれば、それでは、ことばの意味を理解するという行為（精神活動）をどう位置つけるのか。これに対する答えは、よく知られている通りである。プラグマティズムは、ことばの意味とは受け手の行動（行動の変化）のことである、と主張するのである。これが、行動主義の意味論・言語論である。

この行動主義の意味論・言語論が、ノースカロライナグループの療育方法の中に受け継がれている。ノースカロライナグループは、自閉症児が「環境の意味の理解」をできるように手助けすることが必要だと主張するのだが、指導方法には、自分を取りまくものごとを認識していくプロセスを援助するくふうは何も書かれていない。書かれているのは、どんな場所で、どんな行動を、どんな順番でするのかを、自閉症児に伝達する方法だけである。ことばや情報の意味とは受け手の行動のことであるという、行動主義の意味論・言語論に従うのであれば、それでよいことになる。ノースカロライナグループがどう自覚しているのかは分からないが、行動主義の発想が療育理論に強く現れている。

四．行動主義と脳障害仮説

行動主義は、自閉症のこどもの行動を脳機能異常に直結する誤りを生みやすい。それには理由がある。行動主義が流行すると、本来の精神活動の研究が妨げられる。そのため、研究者や実践家の間で、こどもの行動の背景にある精神活動を検討する能力が低下する。特定のこども（自閉症児）が、大多数のこどもたち（通常児たち）とは異なった行動をするのを観察したときに、異なった行動をもたらした精神活動を検討する能力が低下する。その結果、精神活動を検討する能力がなくても理解できる脳障害仮説に頼るようになるからである。

もし、特定のこども（自閉症児）だけが異なった行動をするのはなぜかを解明しようとするなら、第一に、大多数のこどもたちと自閉症児との、それぞれの精神活動の発達の歴史を検討する必要があり、第二に、その時に、それぞれの子どもがどんな精神活動を行ったかを、知・情・意の三領域にわたって検討する必要がある。環境からの知覚刺激と子どもの行動とをつないでいるのは精神活動なのである。しかし、行動主義は、精神活動の検討を否定し、その子の精神活動の歴史性や、精神活動の立体的な構造を検討しない。

そうすると、どうなるだろうか。その一つの例が、オーニッツの障害仮説の採用である。オーニッツの障害仮説（Ornitz, E. M. and Ritvo, E. R. 1968）は、知覚刺激を受けとるときの精神活動の能動性を無視して、反応の相違を、神経生理学水準の機能の相違（異常）に結びつけて解釈する仮説である。オーニッツの主張は、健常児では、感覚入力は脳幹部で適切な増幅や減衰の処理を受けるので、知覚刺激に正しく反応できるのだが、自閉症児では、脳幹部の機能に異常があって、感覚入力の増幅や減衰が不適切に、まったくランダムになされてしまうので、知覚刺激に正しく反応できないのである、というものである。オーニッツは、知覚刺激と行動とをつないでいるのは、精神活動ではなく、神経生理学的な入力の調節の機構であると考えるので、反応の相違という事実を、精神活動を検討する出発点にはせずに、脳機能障害の証拠にするのである。精神活動を検討する方法を知らない行動主義は、このオーニッツのような脳障害仮説に頼ってしまう。ノースカロライナグループも、行動主義の発想を強く持ち、行動の相違を短絡的に脳機能異常に結びつける傾向がある。この傾向がどんな障害児観を生んでしまうのかを、次に見ていこう。

五．障害児観の後退

第三節で述べたように、整合性の乏しさがノースカロライナグループの説明の特徴である。自閉症児の行動についての説明も、第二節に引用した障害理論の下に、体系的に展開されているのではない。個々の行動の問題を説明するときには、さまざまな障害の機序を、ただ、列挙しているのである。次のようである。

「自閉症児の攻撃行動――感覚の障害があったり、自分あるいは他人の感情に気づかないため、自分の攻撃行動の結果を学習することができない。」

「しつけに従わない、あるいは反応しない――ふつうの子どもたちによく使われるような、叱る、たたく、一人にする、罪の意識を起こさせるといったやり方が有効でない。ことばによるしつけの方法に反応しないのは、ことばの理解や記憶の障害による場合が多々ある。たたくという方法は、同様の認知的な要因と、痛感覚の異常あるいは欠如のために、期待するような効果が得られない。」

「頑固な偏食や未経験の食物に対する拒否傾向——粘土や泥やしっくいや絵の具といった食物でないものを食べる行動——食物の認知の弱さや味覚の障害があるために、食べられるものと、食べられないものの識別ができにくいこともあるし、空腹感が障害されていて食物に興味が持てないこともある。」

「かんしゃくは、自閉症児のもつフラストレーションを起こしやすい傾向と、自分の要求を伝達する能力の障害によって起こることが多い。環境や親の反応のちょっとした変化にも過敏に反応してしまう過度の感受性も、また、かんしゃくを起こす傾向を増大させるかもしれない。」

「排泄のしつけ——成功するために、子どもは、用便と衛生に関する長い一連の行動を計画し、組織化し実行せねばならないのである。排泄に関する一連の行動の組織化の障害、系列的な記憶の弱さ、集中が持続しにくい傾向、体のシグナルの認知の悪さといったものにより、自閉症児は排泄のしつけができにくく、あるいは、しつけができてからもトイレに間に合わなかったりする。」（いずれも、ブルゴンディン。E・ショプラーほか、一九九六年）

これらを読んでわかるように、ノースカロライナグループの障害理論は、驚くほど単純な脳障害説である。それぞれの問題行動の背景に、ほとんど必ず、その行動や反応をひきおこすような脳機能異常がある、と主張しているのである。TEACCHに賛同している日本の療育者たちは、このような障害観を読んで、本当に納得できるのだろうか。

この障害観は、次のような発達観と表裏一体である。

「自閉症の子どもの多くが、全く不適切な手だてしかない中でもなんとかやることができるのは、最終的には、その子どもに内在する認知、言語、社会的な能力によるものです。」

「人と親しく交わり、その友情を維持していくために必要な方法は非常に微妙かつ複雑なものです。――ほとんどの人は、他の人が考えていることを自分のことのように理解し、それにどう反応すべきか瞬時に判断する能力を生まれながらに備えています。」

「人間関係の複雑で多用な要求にどうアクセスすべきかを示すガイドラインは存在しません。にもかかわらず、普通の子どもたちにはそういったものがなくても、社会のルールを認識し、人間関係のささいな変化をとらえ、それに合わせて自分の行動を適応させる能力が生まれながらに備わっています。」（以上の引用は、すべて、パトリシア・ハウリン、二〇〇〇年。ハウリンはノースカロライナグループには属さないが、賛同者であり、同じ発達観をもっている。）

「言語の微妙さは教えられるものではなく――中略――4歳から5歳までの、情報を与えたり受けたりする能力は目をみはるものがある。」（コックス。E・ショプラーほか、一九九六年）

人間の能力は生まれながらに備わっているものであるという発達観である。この発達観は、もちろん、誤りである。精神発達のプロセスを考察できない研究者には、すべてが生得的であるかのように見えてしまう、というだけのことである。

以上のような障害観と発達観とは、親や療育者たちのこども観を後退させ、障害をもったこどもへの子育てに、深刻な悪影響を与えるものだと思う。自閉症のこどもは、普通のこどもたちとは異質な存在であるという誤った見方を持たせてしまうからである。もちろん、自閉症のこどもが異質なわけではなく、この研究者たちの観点が誤っているのである。

六．心を育てる観点の不在

前節に引用した障害観と発達観は、どんな子育てに結びつくのだろうか。ノースカロライナグループは、精神発達のプロセスを考察することができない。そして、行動主義であるから、育むのは、心ではなく、行動である。このグループが強調する療育の原則の一つは、「将来問題になりそうな行動を早い時期から抑える」「成人になってから受け入れられなくなるような行動は、幼少期から、許したり、助長したりしないように気をつけること」（パトリシア・ハウリン、二〇〇〇年）である。このグループの障害観と発達観からは、こういう療育理論しか生まれない。

私は、精神発達のプロセスを見直し、発達途上の孤立した精神生活が生む問題を検討し、成長後の発達障害と心理的失調への手だてを考えることが、自閉症のこどもの療育である、と考えている。こういう私の考えとノースカロライナグループの主張とは、子育てにどんな相違をもたらすのか。「攻撃行動」を例にとり、どう理解して、どう対応するか、初めに私の考えを示す。

攻撃的な行動には、二種類があって、ひとつは、青年期の攻撃行動である。いらだちやパニックに伴う、自傷行為や器物破壊や周りの人への乱暴である。これは、幼児期から自閉的な発達プロセスという困難な道を歩き続けたことによる、心理的失調である。もうひとつは、幼児期の攻撃行動である。自分の想いや不満を、親や周りの人にぶつける行動である。

幼児期の攻撃行動は、こどもが、自閉的な発達プロセスから、より健康な発達プロセス（親や周りの人たちと心を通わせ合いながら、自分の心を形づくっていくプロセス）へ向かおうとする時に出る行動である。少し詳しく説明する。幼児、とくに一歳児や二歳児は、通常児であっても、不満や怒りや悲しみを自分の心の中で処理することはできない。幼児は、自分の激しい感情を、おとなに受けとめてもらい、共感してもらい、慰められて、立ち直る。これが、通常の幼児の感情処理の方法である。いわば、おとなと二人三脚で感情を処理している。一方、自閉症児は、おとなに助けられて感情をやわらげ、感情を切り替え、立ち直るということをしない。そのために、自閉症の幼児は激しい感情が湧くと、処理する方法がないので、パニックになってしまう。あるいは、感情反応を抑圧して無感動で切り抜けようとするような、無理な方法をとる。

パニックも感情の抑圧も、繰り返していると、心の健康を悪化させる。そして、成長後の心理的失調の原因になる。これに対して、自閉症の幼児の攻撃行動は、自分の感情を親にぶつけ始めたことなのである。つまり、健康な発達プロセスへ向かう芽である。発達の行く方を分ける重要な出来事である。したがって、子どもの体ごとの感情表現を、どう受けとめれば、この子に感情を表出する自信を持たせられるのか、共感されていることを実感させられるのか、小手先の技術ではない対応が必要なのである。

一方、ノースカロライナグループの考えは次のようである。「身体的な攻撃行動は健常児にもしばしばみられる。しかしながら、この身体的な攻撃行動は二歳から六歳の間に徐々にことばによる攻撃に変わっていく。攻撃行動は、通常、とられたおもちゃ、あるいは欲しいおもちゃを自分のものにしようとする手段として用いられる。六歳過ぎに攻撃行動が減少するのは認知的な能力が発達して——他の解決方法が使えるようになることとも関係している。この別の解決方法を産みだす能力が、対人関係の障害をもつ子どもには欠けている。」「自閉症児の攻撃行動を減らす方法は——子どもに環境を理解しやすくしてやることである。子どもが攻撃的になるのは、ほとんどの場合、次に何が起きるのか分からないこと、あるいは、自分の訴えを表現できないためのフラストレーションが原因であるというのがわれわれの仮説である。」（ブルゴンディン。E・ショプラーほか、一九九六年）

背景にある精神活動を分析して行動を考察するのではなく、もたらす結果（おもちゃを自分のものにする）によって行動を考察していることに、行動主義らしさが現れている。そして、精神活動を本格的に考察しないため、発達途上の心をどう育てるか、自閉的な発達プロセスをたどり始めてしまっている子どもをどう回復させるかという課題は、このグループの目には映らない。

ノースカロライナグループの提案は、混乱した自閉症青年を落ちつかせるのに有効だった方法を、そのまま、自閉症の幼児の子育て方法とすることである。この提案は正しいのだろうか。混乱した自閉症青年を落ちつかせるのに有効なＴＥＡＣＣＨプロフラムの特徴は、親や指導者との直接のやりとりを最小化していることである。多くの自閉症青年は、人間とのやりとりでものごとを決めることが苦手であるから、ＴＥＡＣＣＨプログラムは、それなりに合理的である。しかし、その方法を自閉症の幼児の子育て方法にしようという提案には賛成できない。

幼児期の療育では、自閉的な発達プロセスから回復させることが最も重要であり、そのために、孤立的な精神生活から抜け出させることに全力を注ぐべきである。ＴＥＡＣＣＨの方法を幼児期の療育に導入すると、こどもはおとなとの直接のやりとりが乏しい状態で時を過ごすことになる。孤立的な精神生活が続き、自閉的な発達プロセスから回復することができない。ＴＥＡＣＣＨの方法を、幼児期の療育に安易に導入してはならない。

七．おわりに

プラグマティズムは行動主義であるので、その発想を受け継いでいるノースカロライナグループは、精神活動を考察することができない。そのために、自閉症児の行動を、脳障害による異常行動としか見ることができず、その結果、自閉症のこどもが普通のこどもたちとは異質な存在であるかのような、誤った障害児観を広めてしまう。ノースカロライナグループは、障害をもつ人たちに充実した人生を送らせたいという熱意をもった実践家たちなのだが、誤った障害児観は、この実践家たちの意に反して、障害児の子育てに有害な影響を与える可能性がある。

プラグマティズムには、もう一つ、親子の関係をそこなってしまう考え方が含まれている。実用主義と行動主義では、親子や夫婦という人間関係と、社会的な一般的な人間関係との質の差を認めない。そして、社会的な一般的な人間関係において或る範囲内で有効な実利的な考え方を、家族にも当てはめる。その結果、次のような主張が生まれる。

「集中的なプログラムについていける家族もいますが、多くの家族にとっては、もしよい結果が得られたとしても、それに支払う犠牲が大きすぎます。たとえ初期に進歩が見られたとしても、それに費やす膨大な時間やエネルギーを考えれば、ノーマルな家庭生活を維持することとどちらが大切かを天秤にかけなければならないでしょう。」（パトリシア・ハウリン、二〇〇〇年）

ハウリンは、効果の疑わしい療育方法が大々的に宣伝されていることを憂慮してこの意見を述べており、部分的には正しいのだが、しかし、代償と成果とを天秤にかけるプラグマティズムの考え方を親子の関係に持ち込んでいる。親子という人間関係についての無理解が現れており、プラグマティズムの人間観には欠陥があることを表している。

ＴＥＡＣＣＨプログラムを検討対象にして、流行の療育理論の中でどんなこども観が述べられているかを紹介した。精神医学は、身体医学に数歩遅れながら、やはり、身体医学と同じようにアメリカ型の実用主義に転換し始めた。したがって、プラグマティズムの人間観やこども観が、これからますます広まってくるものと思われる（注、本稿は二〇〇一年に執筆した）。

【引用文献】

パトリシア・ハウリン、久保裕章ほか訳、二〇〇〇年：『自閉症―成人期にむけての準備』、ぶどう社

Ｅ・メジボフほか、一九九〇年：Ｅ・ショプラーと佐々木正美監修、Ｅ・メジボフほか編、『自閉症の療育者―ＴＥＡＣＣＨプログラムの教育研修』、神奈川県児童医療福祉財団、一九九〇年、から引用

Ornitz E. M. and Ritvo, E. R. 1968 : Perceptual inconstancy in early infantile autism. Archives of General Psychiatry., 18 ; 76-98, 1968

Rutter, M. 1983: Cognitive deficits in the pathogenesis of autism. Journal of Child Psychology and Psychiatry,24;513-531. 1983

Ｅ・ショプラーほか、一九九六年：Ｅ・ショプラーほか編、伊藤英夫監訳、『幼児期の自閉症——発達と診断および指導法』、学苑社、一九九六年、から引用

内山登喜夫、一九九七年：中根晃ほか編、『自閉症治療スペクトラム——臨床家のためのガイドライン』、金剛出版、一九九七年、から引用

第Ⅳ部　精神医学と関連領域

第8章　精神医学と言語学
――こどもの言語習得過程の研究

まえがき

この小論は、『現代言語学批判―言語過程説の展開』（三浦つとむ編、一九八一年）に掲載した論文「精神医学と言語学―言語障害の研究に言語学は何故寄与しえないか」のうち、こどもの言語習得過程を論じた部分を再録したものである。

アメリカ精神医学会は、二〇一三年に改訂した『診断と統計のためのマニュアル』（DSM－5、二〇一三年）に、「語用論的コミュニケーション障害 pragmatic communication disorder」という障害カテゴリーを採用した。この障害カテゴリーは、言語学の誤謬に起因する言語障害学と児童精神医学の混乱の象徴である。このような混乱に陥らないために、言語とは何であり、言語習得はどういう行為なのかをよく知る必要がある。

一．はじめに

精神医学は老年の器質的脳障害の臨床と児童精神医学において言語障害に係わり合いがある。言語障害を解明するには、いかなる身体（中枢神経系を含めて）的な病変が症状の原因であるかの究明だけではなく、障害されている精神機能がどういう性質のものなのかを検討しなければならない。侵された精神機能が言語に関するものであれば言語学からの援助が求められるのが当然である。しかし、現在まで大半の言語学理論は言語を媒介する過程の探求をしてこなかったため、精神医学者が言語表現の背景にある精神活動がいかなるものであるかを考察するにあたって言語学はほとんど役に立たないのである。

言語学がこういう惨状にあるのは言語観と方法論における抜きがたい形式主義に原因の一つがある。言語学は歴史的比較言語学以来構造言語学を経てチョムスキー理論に至るまで、形式主義に徹することによって厳密科学であるかのように外観を整えてきた。その代価として言語を媒介する過程の研究を切り捨ててきたのである。

精神医学者は言語学者の発想や用語に慣れていない。また、言語学と銘打った学問であれば当然言語表現の最も本質的な事柄の解明が行われているのであろうと予測することも無理はない。言語学の現状はしかし、言語障害の研究に益するような発言が期待できるものではなく、むしろ害する恐れさえある。本稿において、言語習得の研究に映じた言語学界の動向の影を検討し、近年の言語理論の不毛さの原因を考えてみよう。

二．幼児の言語をどう研究するか

幼児は言語の習得途上にある。成人が対象や意図などをどう表現するかを観察し、追体験しながら言語を習得していく。幼児は、言語表現を支えている言語規範を学ばなくてはならないのだが、問題はそれだけではない。対象認識も同時に発達途上にある。幼児の語彙を研究しているクラーク（Clark,EveV. 1973）も、こう指摘している。

「チョムスキーの影響に基く、統語構造偏重の研究動向の為に、研究者は言語の背景にある認知上の現象 cognitive phenomena を看過しがちであった。言語の習得途上にある幼児は、彼の経験のどの側面（知覚や感情）が語に置換されうるのかを、正確に発見しなければならない。幼児の直面している課題は各々の語に意味をあてがうことであるが、幼児は言語についても世界についても、まだ全く不十分な知識しか持たぬ状態でこれをおこなわなくてはならないのである。」（Clark,EveV. 1973　引用者訳）

言語の習得と認識の発達とは不可分である。私は以前、言語習得障害のこどもを持つ親へ向けて、次のように書いたことがある。

「りんごを『リンゴ』と、みかんを『ミカン』と表現するためには―中略―特殊な心の働きが必要です。それは個々の対象物を、種類の側面から認識する、という心の働きです。同じように『リンゴ』と表現された個体も、よくみれば色も形も少しづつ異っています。デリシャスのような種のりんごも、『アルプスの乙女』というような小さなりんごも、ことばで表現するときには同じように『りんご』といわれるのです。細かなちがいを超えた共通性を認識できてはじめて、語による表現が可能になります。共通性、つまり種類の認識となると、ひとつの個体はいろいろな種類に属することができるので、ひととおりではなく、多様です。個体↓デリシャス↓リンゴ↓果実という、種類のワクの広狭のほかに、食べもの、とか、商品、とか、植物、とかいう把握の仕方もあります。子どもがことばをおぼえるということは、こういうような、もののつかみ方を学ぶということでもあるのです。」

「語を習得するには、ひとつのものをいろいろな角度からとりあげ、他のものとの関連において種類としてとりあげる見方を学んでいかなくてはなりません。文を習得するには事象中の、ものや、もののあり方のとらえ方と、そのつながりのとらえ方とを学ばなくてはなりません。接続詞が使えるようになるには、時間的な継起や、因果関係などの、現実認識が成長していかなくてはなりません。ことばの習得と心の成長とは本来切り離せないものなのです。」（黒川新二、一九八〇年）

言語の習得と認識の習得とが絡み合っているために言語習得過程上の現象として次のような

ことが起こることが広く知られている。

「一歳一カ月二〇日に幼児Ｊは犬を指して『ワンワン bow-bow』と言った。一歳一カ月二九日にもバルコニーから庭にいる家主の犬を見つけて、指さして『ワンワン bow-bow』と言った。同じ日の数時間後、敷物の幾何学的模様を指して同じことばを発したが、その模様は水平の線に三本の縦の線が交錯しているものだった。

一歳二カ月一日には、バルコニーから馬を眺めて、やがて、『ワンワン bow-bow』と発した。同じ反応が一時間後に二頭の馬を見たときにもおこった。

一歳二カ月三日、女の人が押している乳母車を眺め、乳母車の中に赤ン坊が居るのがはっきり見えていたのに、『ワンワン bow-bow』と、Ｊは言った。一歳二カ月四日には雌鶏を見て『ワンワン bow-bow』と言い、一歳二カ月八日には、犬を見ても馬を見ても乳母車を見ても自転車に乗っている人を見ても、いずれの場合も『ワンワン bow-bow』と言ったのである。

一歳二カ月一二日になると、バルコニーから見えたものには何でも『ワンワン bow-bow』と言うようになり、動物でも、自動車でも、家主（彼が連れて歩いている犬が『ワンワン bow-bow』とよばれた最初のものだった）でも、他のどの人間を見ても、そうよぶようになった。一歳二カ月一五日には、遠くに、荷車がひかれているのをみて、このことばを使った。一歳四カ月になって、ようやく、このことばが犬を指してのみ用いられるようになった。」（Piaget,J., Gattegno,C. and Hodgson,F.M. Trans. 1972　引用者邦訳）

語の習得は、対象の概念的認識の習得と絡み合っている。言語習得途上の幼児は現実認識が未発達で概念習得が不十分な状態にあるので、右の例のような現象が頻繁におこるのである。

言語習得過程の研究は、まず幼児が言語を習得していく過程の事実的な検討を必要とした。事実の水準では、言語習得過程は幼児ごとに様々で、膨大な育児日誌的資料が収集されるだけである。スミス Smith,M.E.（一九二六年の研究）やマッカーシー McCarthy,D.（一九三〇年の研究）やテンプリン Templin,M.C.（一九五七年の研究）は、幼児の習得していく語彙を品詞分類して整理した（村田孝次、一九七七年）。

「一歳児の語彙は、はじめは感嘆詞であり、つぎにそこから名詞が派生し、つぎに動詞、形容詞、副詞がこの順に生ずるといわれてきた。」

「一歳前半期では語の大半は名詞であり、後半期にはいって動詞がそのほかの品詞と合わせて、名詞とほぼ同じ種類数に達するといわれる。」（いずれも、村田孝次、一九六八年）

幼児は概念習得が不十分で、大部分がいわば表象的理解にとどまっている。ところが、その水準の認識に対応した言語規範は存在しない。言語規範は対象認識が一応成人の水準に達していることを前提に存在している。したがって、幼児の言語表現をみると、音声形式には幼児語を含むものの、成人の語彙体系に対応しているし、そうでしかありえない。それゆえ幼児の言語の分析は、成人の言語規範に関する知識をそのまま押しつける形で行えるように見え、実際、そう行った時期があった。スミスらの品詞分類はその一種である。品詞分類や統語構造分析を、成人の規範文法をそのまま当てはめて行って、幼児の言語習得過程を研究しようとしたのである。形式主義的観点、つまり対象―認識―表現という言語の過程的構造をふり返ろうとせずに表現形式のみを分析して現象を説明しようという立脚点からは、当然そういうことになるであろうし、これに対する反省も生まれようがない。

最近の幼児言語研究家は、スミスやマッカーシーやテンプリン流のやり方を、機械的な押しつけである、と批判し拒否するようになってきた。実際に発達途上にある幼児に関っていくうちに、こういう方法は有効でもないし、正当でもないと感じるようになったのである。とくに、自然科学的な実証性が重視される風潮にあって、こういったやり方は、予見と独断に満ちた非科学的方法である、と批判された。

「従来、発達心理学者が幼児の談話における語の分化を記述するために規範文法の品詞分類を利用したのは、この方法が発達研究にも理論的に適合するのを認めた上でのことではなく、彼の仕事の責任を文法家に転嫁することであった。しかし、文法家はそのような責任も権利ももってはいない。」

「子どもの未完成な言語能力は、完成したそれの一部をふくむものでも、また、全体的なある量的不足でもない。それは質的に異なるものであり、しかも全体としては彼らの生活にとっては一種の均衡をもった能力である。したがって、これに規範文法を適用することによって、それへの理解はゆがめられてしまう」。（いずれも、村田孝次、一九六八年）

この批判は正しそうに見えるが、しかし、この批判にも大きな誤りが含まれている。

言語は、絵画などとは違って、同じく表現であるとはいっても、現実（対象）の普遍的な側面の認識を媒介にして表現が成立する。表現はすべて、対象―認識―表現という過程的構造に媒介されているが、絵画や写真が対象の感性的な認識（感覚・知覚）を直接の原型とするのに対して、言語は、対象の概念すなわち超感性的な認識を表現している。幼児は一方では言語規範を習得し、一方ではこの概念の水準の認識を習得していくのであるが、概念の習得もやはり成人の水準の認識が究極的な目標である。形式分析をこととして、幼児の言語現象に成人の文法の知識を押しつけて解釈することは確かに正当ではないが、しかし、こどもの言語能力を「質的に異なるものであり、しかも全体としては彼らの生活にとっては一種の均衡をもった能力である」と考えてしまうことは習得過程の論理の解明を不可能にしてしまう。

習得途上の幼児は能動的であり、限られた習得段階にありながら大胆な試行錯誤をくり返している。例えば、変形日本文法論者が良く話題にする、幼児独特の文法的な踏みはずし、「きれいくない」や「好きくない」は、言語規範における幼児の試行錯誤の冒険を表しているし、犬をワンワンと表現することを覚えると四つ足の動物すべてを「ワンワン」とよぶようになるのは、認識の習得過程上の試行錯誤を示している。そう言いたければ「不均衡」であることが特徴なのである。幼児言語は成人の言語規範を習得して行く過程上の現象であり、独自の言語規範が成立しているわけではない。さらに言語の原型となる認識も、成人の水準の概念的認識を習得して行く過程上の認識なのである。スミスらの方法への批判が自然科学的客観主義への憧れに基くものである限り、幼児は成人の言語規範の習得途上にある、という事実まで不必要な予見として退けてしまい、結局は比較言語学が古代語を分析するときに用いたような方法論を幼児言語の研究へ導入する以上のことを為しえない。

三．構造言語学と変形生成文法――形式主義の方法の行き詰まり

最近の言語習得過程に関する研究はアメリカを中心に進んでいる。一九六〇年代以後、チョムスキー理論の信奉者たちがこの分野の研究に熱を上げたためもあろう。チョムスキー理論の影響で、日本での言語習得やその障害に関する出版物にも「英語学専攻」という肩書の学者の発言が急速に目立ってきた。輸入大国の面目躍如たるところではあるが、研究者の学問に取り組む姿勢の安易さがうかがわれ、情けない限りである。

言語習得、とくに統語構造の習得過程の研究の変遷は、言語学説史全体と照らし合わせてみると非常に興味深い。言語観が形式主義と経験的内容主義との間を行ったり来たりする（宮下真二、一九八〇年）、という学説史の論理がはっきり現れているからである。

アメリカでは一九二〇年代以後つい最近まで、形式主義的方法論を基礎とするアメリカ構造言語学が言語学会に君臨してきた。構造言語学の方法は以下のようである。

「言語を純粋に客観的な概念によって記述することに打込んでいた。すなわち、記述はデータを客観的に反映するものでなければならないとされ、収集された発話のサンプルに内在する構造を発見することが言語学の任務であると考えられていた。その目指すところは、純客観的、自動的かつ厳密な分析手順の発見であり、これが見いだされ正しく適用されたならば、サンプルに内在する構造を正しく描き出すことができるとされていた。文法的分析とは、まさにこのようなものであり、それは正しいというのみならず、言語外の世界についてのいかなる仮定からも独立であると想定されていた。」（D・マクニール、佐藤方哉訳、一九七二年）

構造言語学は、サンプルを収集し、分析し、内的な構造を明らかにするという作業に、自然科学的な客観性を貫くことを望むのである。自然科学的方法への憧れは始祖ソシュールの記述を想起させるが、自然科学の対象は物質的な存在であり、言語学の対象は現実―認識―表現という過程的構造を背景にもつ表現である。科学の方法は研究対象のあり方によって規定される。或る対象についての個別科学で有効であったからといって、その方法論が別次元の存在を対象とする別な個別科学でそのまま有効であるという保証はどこにもない。構造言語学は自然科学的水準の実証性に憧れたため、言語表現が現実―認識―表現という過程的構造を背景に持つことを無視し、背後の過程についての研究を切り捨てた。言語は「言語外の世界についてのいかなる仮定からも独立である」と宣言して、言語の研究を推し進めたのである。

幼児の言語習得過程の研究者は、まず、構造言語学の方法を取り入れた。成人の文法に関する知識をあてはめる幼児言語研究を、機械的な押し付けであると批判した研究者にとって、構造分析の客観主義が新しい方法論を提供するものと感じられたようである。構造言語学の方法に忠実な研究は次の如くである。

「典型的な実験方法は、次のとおりである。数名の幼児を月に一度ないし二度家庭訪問し、幼児の話すことおよび幼児に対して話されたことすべてをテープに記録する。この記録には通常、ことばが発せられた際の一般的な場面に関する簡単な説明が付けられている。」

「このような訪問の目的は、幼児から自発的な発話資料を相当量集めることであり、研究の重点は、この発話資料を分析することにある。」

「一般的記述では幼児の発話資料全体をカバーする文法を書こうとする。資料を集めた当時の幼児の全言語体系を、成人の文法からの類推によるゆがみなしにとらえようとするのである。しばしば用いられる方法は、幼児のことばの分布 distribution を分析するやり方である。」

「分布分析においては、研究者は、同じ文脈、すなわち、文の構造的に同じ部分に現れる語は、幼児の文法体系において同じ文法的クラスの成員であるという仮説のもとに、そのような語を探す。そして逆に、生じうる文脈の異なっている語は、異なった文法的クラスに属すると仮定するのである。」

「幼児の言語における文法的クラスと思われるものが明確にされたならば、次にそれらのクラスの結びつき方―中略―を記述する文法の規則を書くことになる。カテゴリーがより複雑であれば、規則もより複雑になるのであるが、いずれの場合でも、規則は幼児の資料に観察されるカテゴリーが形成するパターンを要約するものである。」(引用は、いずれも、D・マクニール、佐藤方哉他訳、一九七二年)

このような方法の問題点は二つある。ひとつは、「幼児の全言語体系を、成人の文法からの類推によるゆがみなしにとらえよう」という考え方である。他のひとつは、言語表現の過程的構造の考察を無視する、言語研究における形式主義という方法論的欠陥である。

引用文のような方法、「分布分析」で幼児言語を解明しようとした研究に、ブレインの研究(Braine,M.D.S. 1963)がある。ブレインは、幼児の二語文段階を研究し、軸文法モデル pivot-grammar を発表した。彼は幼児の二語文発話の資料を検討し、この段階では語彙が二つの文法的クラス(品詞)に分類できるとした。Pクラス(軸語群 pivot class)とOクラス(開放群 open class)である。表1参照。

ブレインは二つの文法的クラスを発見すると、つぎにクラスの結びつき方の規則、文法を記述する。

表1：ブレインの文法クラス

Pクラス	Oクラス
allgone	boy
byebye	sock
big	boat
more	fan
prettey	milk
my	plane
see	shoe
night-night	vitamines
hi	hot
	Mommy
	Daddy
	…

表２：ブレインの二語文発話の分析

P_1+O	$O+P_2$	$O+O$
See boy	Push it	Mommy sleep
See sock	Move it	Milk cup
Pretty boat		Oh-my see
Pretty fan		
My Mommy		
My milk		
Byebye man		
Byebye hot		
More taxi		
More melon		

「一つは、用いられる頻度の高い少数の単語から成るもの―Ｐクラスであり、他の一つは、用いられる頻度の低い多くの単語から成るもの―Ｏクラスである。Ｐクラスの単語は、ほとんど常にＯクラスの単語と組み合わされて現れ、決し単独で現れることはなく、またＰクラスの単語同士で組み合わされて現れることもない。一方、Ｏクラスの単語は単独で現れることも、Ｏクラスの単語同士で組み合わされて現れることもできる。」（Ｄ・マクニール、佐藤方哉他訳、一九七二年）

ブレインは、二語文発話を表２のように分析している。

構造言語学的方法に忠実に幼児言語を研究すると、言語の背景にある過程の考察が無視されてしまう。方法論を度外視してブレインの研究の結果だけを検討したとしても、言語習得の論理の解明に何の役にも立っていないことが明らかである。

ブレインの仮説は、まず、実証的に反駁を受けることとなった。ブレインは、軸語同士の結合された二語発話はあり得ない、としたが、バウアマン（Bowerman,M. 1973）は資料を検討しなおして反駁した。
「軸語同士が二語文発話において結合されることがない、という説は、オリジナルデータからさえも根拠がない。ミラーとアーヴィンの研究では、対象児スーザンは、this, that , this-one のようなオペレーター（軸語のこと—引用者注）と、on, off のようなオペレーターとを結合した発話が一〇回ある。ブレインの研究したスティブンでは want, get, do, more などが軸語として抽出されていたが、“want get” とか “want do” とか “want more” とかの文の表出がみられたのである。ブレインは、get や do や more のような語は、軸語クラスと解放クラスの両方に分類されうると提唱したが、分類法がいかなるものであれ、軸語としての多くの特徴を備えた語同士が結びつきうるということは事実なのである。」（Bowerman,M. 1973 引用者訳。なお、一部省略と意訳を行った）
言語表現の背後にある認識の検討を避けて形式主義に走った言語研究が如何に無力であるかを、ブレインの軸文法モデルの盛衰にみることができる。バウアマンは、諸民族語の幼児の比較研究に基いて形式主義に強い反駁をおこなったが、バウアマンが諸民族語の幼児の言語習得過程の比較研究を始めたのは、チョムスキー理論に動機づけられたためである。ところで、同じくチョムスキー理論の信奉者であるマクニール McNeil,D. は、バウアマンとは異なって、ブレインの成果を肯定的に評価し、幼児言語の普遍的特性を証明する糸口を得たと考えていた。

マクニールがブレインの用いた形式主義的方法に違和感をもたなかったことに、チョムスキー理論の構造言語学への親和性が示されている。

ブレインの軸文法モデルへの批判は反証データの提示を超えて、やがて、方法的立場自体に疑義が提出されることになった。もし、ブレインのように言語の表面的形式の分析にのみ従事するのであれば、形式は同じであるが内容の異なっている二つの表現をどう区別するのだろう。ブルームは次のような例を取り上げてブレインの立脚点を批判した（Bloom,L. 1970）。“Mommy sock.”という、形式上は一つと思われる発話が二つの異なった内容を持つと思われる場合があった。

（イ）こどもが母親の靴下を拾い上げて“Mommy sock”といった。成人であれば、“Mommy's sock.（ママの靴下）”というところである。

（ロ）母親がこどもに靴下をはかせている時にこどもが“Mommy sock”と発した。成人であれば“Mommy is putting my sock on.（ママが靴下をはかせてくれている）”というべきところである。

同じようにみえる“Mommy sock”であっても（イ）の場合と（ロ）の場合とでは内容がことなることが明らかである。軸文法モデルでは形式上同一であれば二種の表現を区別することはできないが、（イ）と（ロ）の表現を同一の構造であるというわけにはいかないのではないか？　――ブルームは、以上のようにブレインを批判したのである

図1：ブレームの変形生成文法による分析

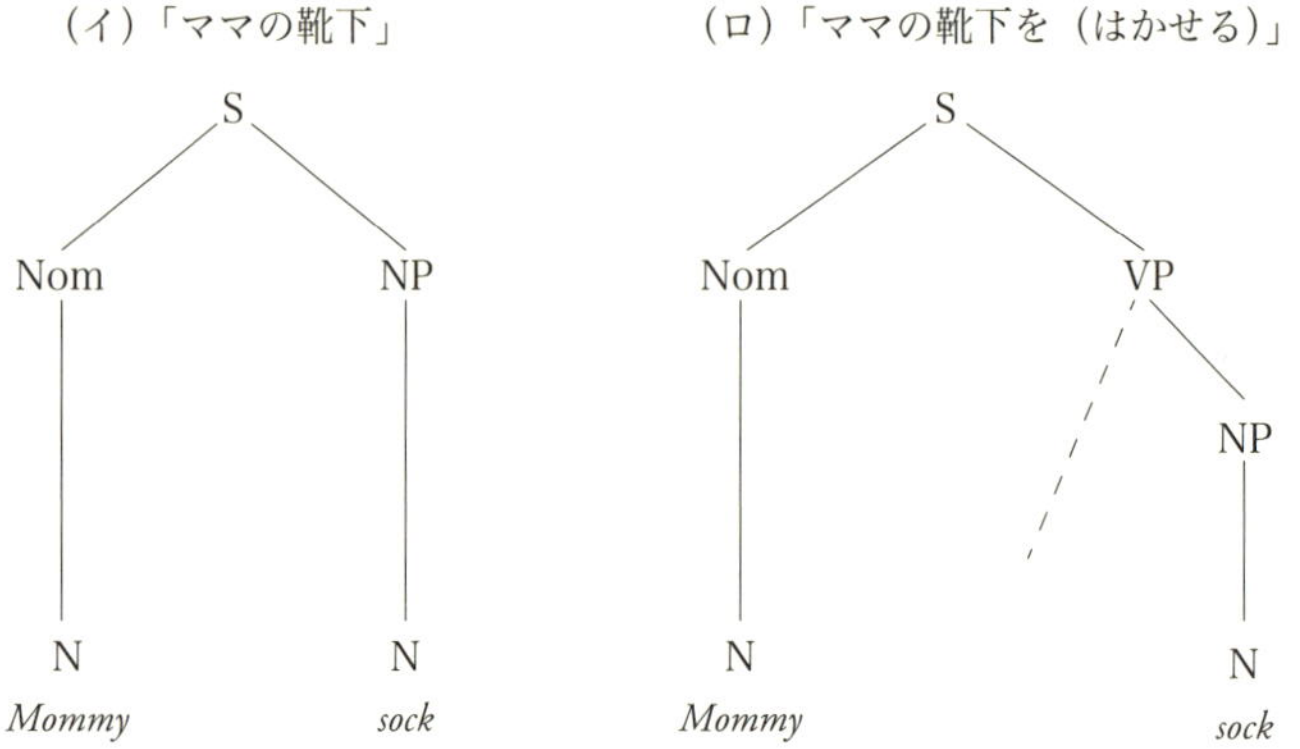

$$※S\rightarrow Nom(Neg)\begin{Bmatrix}NP\\VP\end{Bmatrix}$$

よく知られているように、同形式異内容の文の分析はチョムスキーが構造言語学の形式分析に異議を提出した根拠である。ブルームはブレインの方法を批判するとともに、変形生成文法理論の立場で幼児言語を分析することを提案した。

ブルームは、二種の"Mommy sock"は、表層構造上の同一性にもかかわらず、二つの異なった深層構造に属する表現とみなければならないと主張し、図1のように分析する。

ブルームは（イ）と（ロ）とは、各々異なった深層構造（S）に基いていて、各々異なった変形（樹枝図式で示されているもの）を経て、結果として同じ表層構造である〈名詞プラス名詞〉になっている、と解釈する。ブルームは、幼児の二語発話は、〈主語名詞プラス名詞句〉の構造をもつものと〈主語名詞プラス動詞句〉の構造をもつものとの二種類があると考える。（イ）は前者であり、（ロ）は後者である。（イ）ではMommyは〈S→Nom→"Mommy"〉、sockは〈S→NP→"sock"〉という支配関係にある。（ロ）ではMommyは〈S→Nom→"Mommy"〉、sockは〈S→VP→N-P→"sock"〉という支配関係にある。（イ）と（ロ）にはこのような構造のちがいがある—ブルームはこう説明するのである。

変形生成文法は、形式主義の首枷をはめたままで内容を論じようという、矛盾した方法論に立脚している。幼児言語をこの立場から論ずると明らかな無理を生ずるため、研究者の間からすぐに批判が起こった。図3の（ロ）を見ると、動詞句VPに支配される動詞について〈・・・〉で示されている。ブルームは、深層構造には動詞があるのだが、削除変形規則によって表層構造に現れないのだ、と説明した。つまり、二語文がやっと、という段階の幼児が、〈主語プラス述語動詞プラス目的語〉という深層構造を頭の中にもっていなければならないことになり、「これは言語発達がより複雑な構造からより単純な構造へと進むことを意味するのであり、子供の認知機能の発達に関する一般的な傾向に反するのである。」（Park,T.Z. 1974）と、実際の研究者から抵抗をうけた。

このブルームの主張を含め、変形生成文法理論の方法には、前提についても結果についても、有るものを否定し、無いものを説明する、という特徴がある。

ブルームは、歪められた形ではあるが、構造言語学の伝統的な形式主義から、ともかく、一歩を踏み出した。幼児言語の研究は、これを契機に、個々の言語表現の背景になっている認識や対象の構造を考慮する内容主義へと傾いていくのである。

四．形式主義から内容主義へ

イスラエルのシュレジンジャー Schlesinger,I.M. は、最も早く内容主義の立場からチョムスキー理論を批判した学者の一人である。シュレジンジャーの論点には重要なことがらが含まれている。シュレジンジャーは以下のように論を進める。――語の統語上の位置、語同士の関係ないし格は、何を意味しているのであろうか。最近の言語習得の研究においては二つの見解がある。ひとつはチョムスキー学派のもので、ひとつは自分の提唱するものである。チョムスキー理論によれば、幼児の言語における「関係」は深層構造の知識に基いている。例えば「主語」という統語概念であり、深層構造において「文」に直接に属する名詞句である、という位置の認識である。あるいは「目的語」であり、深層構造において動詞句の下に属する名詞句である、という位置の認識である。ところで、こういった「関係」は成人の話していることば、即ち表層構造に直接示されるのではない、とも主張される。幼児は、それならば、成人のことばをいくら聞いたところでそのような「関係」を学ぶことは不可能なのではないだろうか？

「これに対する返答は、かくも有名で、議論の集中したところのもの、即ち、深層構造の或る部分は、習得されるのではなくて生得的なものである、という主張であった。」

「一九六七年に、シュレジンジャーは、幼児の言語の基底になっている関係概念relational concepts（統語構造の基礎になっている、関係についての知識または理解―引用者注）は、意味的な性質のものであって、幼児が世界を知覚している様式を反映しているのではないか、と提言した。成人がこれらの（意味的な―引用者注）関係を言語にどう表現するかを観察しつつ、文法が習得されていく。マクニール（チョムスキー理論の信奉者―引用者注）らは、幼児の『言語習得装置』へは成人の言語的な産物だけが入力として入ってくると考えているが、シュレジンジャーは、言語産物と表現対象たる状況とがペアになっている、と主張した。その状況を、幼児は、一定の意味的範疇に沿って知覚しているのである。その状況（場面）は直接認識できるものであり、文法の習得は、状況（場面）が成人の発する文とどう結びついているかを発見することと関連している。このように考えれば、深層構造を設定して言語学的な関係概念relational conceptsをそこへ潜り込ませる必要は無くなった。習得説にとっての大きな障碍はとりのぞかれた。その代わりに、今や、意味的な関係、すなわち、agent and action（行為者と行為）、possessor and possessed（所有者と被所有物）、location of object（物体の位置）など、それに沿って幼児が環境を知覚している意味的関係が考察されるべきなのである。これらの習得は幼児の全般的な認識の発達に依存しているわけで、生得的な統語知識なるものが問題なわけではない。」（引用は、いずれも、Schlesinger,I.M. 1974　引用者訳）

シュレジンジャーはチョムスキー理論の帰結である言語生得説を否定する。さらに、チョムスキー理論が母胎（構造言語学）からひきずったまま未練を立てずにいる形式主義的タブーを破り捨てた。言語の、たとえば統語構造は、表現の背景にある話し手の認識や対象の構造に基いて理解されなければならない、と主張したのである。

シュレジンジャーによる内容主義への転回は、幼児言語の研究において特筆すべきできごとであった。シュレジンジャーは自説に基き、幼児の二語文段階を分析した。

1．行為者と行為 agent and action
Bambi go.（バンビイッタ）
Mail come.（郵便キタ）
Airplane by.（飛行機バイバイ）
2．行為と対象 action and object
See sock.（靴下ミル）
Want more.（モットホシイ）
Pick glove.（手袋トル）
3．行為者と対象　agent and object
Eve lunch.（イブ　御飯）

Mommy sandwich.（ママ　サンドイッチ）

4．修飾語と主要語　modifier and head

Pretty boat.（キレイナ船）

More nut.（ナッツ　モット）

Baby can.（赤チャンノ缶）

5．否定と「X」negation and X

No wash.（洗ワナイ）

No wet.（濡レテナイ）

No　mama.（ママ　ナイ）

6．「X」と与格　X and dative

Throw Daddy.（パパニ投ゲル）

7．導入語と「X」introducer and X

There book.（アッチ　本）

That blue.（アレ　青イ）

8．「X」と位置格　X and locative

Baby highchair.（赤チャンイスニ）

Baby room.（赤チャン　オ部屋ニ）

シュレジンジャーの評価すべき点は、内容を正面からとりあげて形式主義を批判したことにある。さらに、変形文法論者流の『変形規則』ではなく、表現過程のモデルを提唱しようとした点も評価すべきである。

シュレジンジャーの論は素朴ながらも的を射ているために、幼児言語の研究者によって注目されるようになっていった。シュレジンジャーは、現実（対象）のあり方に沿って言語構造を分析した。シュレジンジャーの立論によって、幼児の言語習得過程の研究は、ようやくしっかりした礎石を得たように見える。ブレインの軸文法モデルやブルームの変形文法モデルと較べると、シュレジンジャーの理論は大きな前進である。ブレインやブルームでは、幼児言語は習得途上の現象であるという基本的なことがらすら考慮されていないのに対し、シュレジンジャーは、言語の習得と認識の習得との関連を取り上げようとさえしたのである。

しかし、私たちは、さらに考察を進める必要がある。言語学説の歴史を見直すと、シュレジンジャーの主張と言語観は、初めて現れたものではない。シュレジンジャーの立脚点は、言語現象を、主に、表現と表現対象との関係の経験的把握に基いて説明しようというものである。宮下真二にならって、このような立場を経験的内容主義とよぶのがよいだろう（宮下真二、一九八〇年）。歴史的比較言語学や構造言語学が登場する前には、経験的内容主義が言語学説の主流だったのである。

経験的内容主義の特徴は、対象の構造と認識との立体的な関係を理解しないことである。そのため、対象―認識―言語という表現過程を考察しなければならないときに、対象の構造と言語の構造とを短絡的に結びつけてしまう。こういう欠点があるために、言語現象の説明において行き詰まることが多くなり、やがて、形式主義の言語学に席を譲ってしまったのである。経験的内容主義と形式主義とを両極に置いて、言語学説は振子のように揺れ動いて学説史を形作ってきた。幼児言語の研究は、一〇年足らずの間に、ブレインの形式主義に始まり、ブルームによるチョムスキー理論の導入を経て、歴史的比較言語学が登場する前に言語学説の主流であった経験的内容主義へ、戻ったのである。

シュレジンジャー説と並んで、幼児言語の研究者の注目を集めているものに、フィルモア(Fillmore,C. 1968)の格文法理論 case–grammar がある。フィルモアの格文法理論も、シュレジンジャー説と同じく経験的内容主義の言語理論である。フィルモアは名詞の接辞法（格屈折）を研究し、格によって表現されている「関係」を、内容的に検討した。フィルモアは、格屈折や助辞や語順ないし前置詞によって表現されている「関係」を究明しようとしたのである。フィルモアは、その「関係」は、個別言語のワクを超えて普遍的なものである、と主張し、さらに、たぶん生得的である、とも述べている(Fillmore,C. 1968)が、具体的な分析は次のとおりである。

1. 行為者格　agentive

John opened the door.（ジョンはドアを開けた）

The door was opened by *John*.（ドアはジョンによって開けられた）

2. 手段格　instrumental

The *key* opened the door.（キイがドアを開けた）

John opened the door with the *key*.（ジョンはキイでドアを開けた）

3. 与格　dative

Adam sees Eve.（アダムはイブに会う）

John murdered *Bill*.（ジョンはビルを殺害した）

John gave the book to *Bill*.（ジョンはビルに本を与えた）

Daddy has a study.（父には勉強がある）

4. 被作為格　factitive

God created *woman*.（神は女を創った）

John built a *table*.（ジョンはテーブルを組み立てた）

5. 位置格（処格）　locative

The sweater is on the *chair*.（セーターはイスの上にある）

Chicago is windy.（シカゴは風がある）

John walked to *school.*（ジョンは学校まで歩いた）

6．対象格　objective

Adam sees *Eve.*（アダムはイブに会う）

The *sweater* is on the chair.（セーターはイスの上にある）

John opened the *door.*（ジョンはドアを開けた）

フィルモアは語の格を、完全に表現対象たる現実の構造に基いて決定しようとした。言語は対象―認識―表現という過程的構造にあって、言語の構造は究極的には対象の構造を反映しているものの、対象の構造と言語の構造とは、認識によって、媒介的にむすびついているのであり、シュレジンジャーやフィルモアが考えている如く、直結しているわけではない。シュレジンジャーにあってはまだ伝統的な文法的格と共通するものがあるが、フィルモアはそれから完全に離れている。

“Mail come.（郵便がきた）”を例にとって両者を比べてみよう。シュレジンジャー説ではMailを〈行為者と行為 agent and act〉における行為者と規定することになるが、フィルモアではMailは生物ではなく自ら行動するわけではない、配達されるものである、という考えに基いて〈被作為格 factitive〉に分類することになる。伝統文法ではMailは〈主格 nominative〉であり、シュレジンジャー説に近い。フィルモア説の特徴は、能動表現と受動表現とを等置するところにもよく現れている。能動表現の“John opened the door.”と受動表現の“The door is opened by John.”とを例にとって考えてみる。格文法分析ではJohnはいずれも場合も〈行為者格〉であり、doorはいずれの場合も〈被作為格〉である。「ジョンがドアを開けた」といっても「ドアはジョンによって開かれた」といっても、結局は同一の現実を表現しているのではないか、同一の現実を表現したものなら、意味も同一でなくてはならない、という見解がフィルモアの提唱していることなのである。そして、文法構造を現実の構造に還元してしまったのである。

シュレジンジャーとフィルモアを比べてもうひとつ気づくことは、シュレジンジャーは分類の5に〈否定 negation〉をとりあげていることである。否定や肯定は現実のあり方を表現しているのではなく、認識（判断）のあり方を表現している。表現が現実の構造を直接の原型としているかの如く解釈するフィルモアにあっては、この種の表現を扱うことは不可能であろう。

言語表現の直接の原型は、現実ではなくて認識である。シュレジンジャーの分類1の〈行為者と行為〉は、行為者が行為している現実の構造をなぞっているのではなく、判断が表現されているのである。シュレジンジャーの分類4の〈修飾語と主要語〉は、シュレジンジャーは内容からの規定を与えることができていないが、対象の特殊性の認識と普遍性の認識とに媒介されて対象が表現される過程的構造をとりあげて分析しなくてはならないものである。

五．おわりに――言語学はどこへ行くのか

幼児の言語の研究者の言語観は、形式主義に始まり、かつて主流だった経験的内容主義にたどり着いた。変形文法理論は、この道程において、意外に短命だった。幼児言語研究者の言語観の変遷は、一般言語学説の将来を暗示しているように思われる。チョムスキー理論はいわゆる意味論の導入をめぐって分裂しつつあるようであり、意味について、単語の水準から統語構造の水準へ分析対象が拡大すれば、やがてチョムスキー理論の前提そのものへ批判が及ぶことになると思われる。そして、次に、経験的内容主義が台頭することが予想されるのである（この論文は一九八一年に書いたものである）。これは歴史のどうどうめぐりである。

【引用文献】

Bloom,L. 1970 : Brown,R.、一九七三年、から引用

Bowerman,M. 1973: Early Syntactic Development —A Cross-linguistic Study with Special Reference to Finnish, Cambridge University Press, 1973

Brown,R 1973: A First Language, Harvard University Press,1973

Clark,Eve V. 1974: Some aspects of the conceptual basis for first language acquisition. In Schiefelbusch, R.L. and Lloyd. L.L. (Eds.) Language Perspectives – Acquisition, Retardation, and Intervention, University Park Press, 1974

Fillmore,C. 1968：Brown,R. 1973から引用

黒川新二、一九八〇年：「ことばの発達を考える」、自閉症児親の会全国協議会編、心を開く、8号

D・マクニール、佐藤方哉訳、一九七二年：ことばの獲得』、大修館書店、一九七二年

宮下真二、一九八〇年：『英語はどう研究されてきたか』、季節社、一九八〇年

村田孝次、一九六八年：『幼児の言語発達』、培風館、一九六八年

村田孝次、一九七七年：『言語発達の心理学』、培風館　一九七七年

E・オクサール、在間進訳、一九八〇年：言語の習得』、大修館書店、一九八〇年

Park,T.Z. 1974：E・オクサール、在間進訳、一九八〇年、から引用

Piaget,J 1972: Play, Dreams and Imitations in Childhood, Gattegno, C. and Hodgson, F.M.

(Trans.), Routledge & Kegan Paul LTD, 1972

Schlesinger,I.M 1974: Relational Concepts Underlying Language. In Schiefelbusch, R,L . and Lloyd. L,L. (Eds.) Language Perspectives —Acquisition, Retardation, and Intervention, University Park Press,1974

第9章　精神医学からみた行動学
――エソロジーは人間の現象を説明できるか

一．はじめに

行動の科学的研究を旗印にする研究者からの人間の精神活動に関する発言は、大部分が誤謬である。人間についても行動についても、認識が基本のところで誤っているからである。いや、基本が間違っている研究でも対象の構造の解明にそれなりに寄与する場合もあるのだが、行動科学の研究者たちのように理論的強制で自分の手を縛ってしまうような場合は別である。対象の解明に役立つような発言はありえないし、また、実践的にも誤謬を積み重ねるだけである。障害者問題へのこの学問の意義も同じである。実験心理学の研究者たちが障害児教育への行動変容技法の適用を主張しているが、これも人間の精神活動の誤解に基づく誤った主張である。

行動科学の研究者たちの発言が有効でないのは、人間を論じているにもかかわらず、精神現象をとりあげようとしないからである。学問を自然科学化したい、という誤った願望がその背景にあるのだが、精神現象をとりあげずに人間の行動を説明しようとすれば、方法は二つしかない。ひとつは人間機械論であり、他のひとつは生物学への還元である。行動科学の研究者たちの人間観は、この二つを両極としてその間のどこかに位置している。

行動の科学的研究と銘打つものの中身は、とくに人間に関するものについては、そのようなものである。それでも、行動主義心理学の系列の研究が、方法論の欠陥があらわになれば意義を失うのに対して、動物行動を主眼にしたエソロジーは、いくつかの動物種の行動法則の解明に貢献したことは事実であるし、人間もまた動物にすぎないと考えつめていった軌跡が、逆に、人間の特異性を示唆する結果をもたらした。この小論では、したがって、エソロジーを主に検討する。もちろん、人間の現象を解明するには精神現象を検討する方法を持たなければならず、それを持たないエソロジーから何か成果を期待できるわけではない。しかし、人間は動物であるということの本当の意味を、エソロジーを反面教師として考えておくことは、人間理解を深めるために役に立つ。

二．行動を科学する二つの学派

動物を研究対象にして、行動の法則性を探ろうとする研究には、二つの学派がある。ひとつは行動主義心理学（動物での実験に依拠する心理学）で、他のひとつは行動学（エソロジー）

である。両学派に共通なのは、行動の研究は、人間も含めて、自然科学の諸分野と同じ方法で進められるだろう、という考えを持っていることである。けれども、人間の行動は、自然科学の諸分野の研究対象とは質が異なる。人間の行動は、心理過程に媒介されるという特質を持っている。そうであるのに、両学派とも、観察・測定可能なもののみを研究対象にすると主張して、心理過程を研究対象から排除する。これでは、心理過程に媒介される人間の行動を解明することはできない。

行動主義心理学の提唱者はワトソンであり、その後、トールマン、ハル、スキナーたちが理論に部分修正を加えながら受け継いでいる。エソロジーの研究者は、ホイットマン、クレイグ、ユクスキュール、ローレンツ、ティンバーゲンたちである。二つの学派には、今述べたように、行動や人間の現象を自然科学的現象と見なすという共通点があるが、行動の実際の説明では激しく対立している。対立点は、行動を決定する最大の要因は何か、という点である。行動主義心理学は、動物は経験を通じて環境に適した行動を学習していく、と主張する。一方、エソロジーは、環境に適した行動パターンはもともと遺伝によって備わっており、生得的である、と主張する。

この、学習説対生得説という対立の構図は、行動研究に限らず、いたるところで遭遇する対立の構図である。人間の諸現象の研究では、いつも、最初に常識的な学習説が現れ、つぎにこれに対立する生得説が出現する。現在は各分野で生得説の勢いが強い。行動研究ではエソロジー、言語研究ではチョムスキーの理論、認識研究ではピアジェの発生的認識論が生得説であり、どの領域でも生得説の支持者が増えている。つまり、常識に反する考えを支持する研究者が増えているのであるが、その理由は何だろうか。その理由は、最初に現れた学習説の理論の水準の低さなのである。

たとえば、行動主義心理学は学習を強調するが、しかし心理過程は存在しないという建前であるから、体験のあり方と認識の発展との関係を検討することはできない。そうすると、残されているのは、外的刺激群の組合せに対応して新しい連合路が形成されていくという解釈だけである。この解釈では、ネズミと人間の学習構造の区別もつけられない。たかだか、パブロフの第二信号系理論を借りて、人間の学習構造にいくらかの特異さを認めようとするくらいのものである（もともと行動主義心理学はパブロフの条件反射学説に親近感を持っていて、発想も、等しく人間機械論である）。このような水準の学習説が信頼を失うのはもっともなことである。

一方、学習説に対抗して台頭した生得説の諸理論はみな、構造主義哲学に親近感を持っている。パブロフの条件反射学説が俗流唯物論であり、構造主義哲学が観念論であることを考えれば、学習説対生得説という構図は、俗流唯物論の理論的限界が観念論の出現を促したものである、ということもできる。

三、行動主義心理学に対するエソロジーの優越性

エソロジーが台頭してきた理由は、上述の研究史の論理のほかに、この学問の実践上の優越性にある。動物行動の研究がアメリカ合衆国等で多額の予算を得て興隆してきたのは、産業からの要請が背景にあるのだろう。というのは、第一次産業が重要な国では、魚や鳥や動物の行動を支配し繁殖を統制できる知識が重要であるからである。漁業や牧畜業ではもちろんのこと、農業でも、動物の襲来から作物を保護するために、動物の生態や行動に関する知識が要求されたのである（たとえば、バッタの大群飛への対策として、対バッタ研究所が創設された）。

実践力、つまり動物の行動に対する理論の支配力を試された場合に、行動主義心理学はエソロジーにかなわなかった。それは当然である。行動主義心理学は動物を研究に用いたものの、心理学という名のとおり、人間の行動法則（心理現象）の解明が関心事だった。だから動物実験の結果を性急に人間にあてはめて、倭小化した人間論を作った。それだけではなく、実験で動物を扱っているにもかかわらず、動物のあり方について十分な知識を持っていなかった。後者は、エソロジーの研究者たちによって強く批判された点である。一方、エソロジーの研究者たちは、人間心理の解明手段として動物を研究しようとしたわけではなく、生物種の多様なありかたを知る学問の一分野として動物行動の研究に取り組んできたのであり、自分たちは生物

学者である、と考えていた。動物行動の観察眼においては、行動主義心理学者はアマチュアであり、エソロジーの研究者はプロフェッショナルだった。差は明らかだった。

二つの学派の相違点をさらに説明する。二つの学派には、動物行動観の基本に差異があった。その差異とは、エソロジーが、動物の行動を支配している原理は動物種ごとに異っている可能性があるので、種を越えて安易に類推することは許されない、と考えていたこと、一方、行動主義心理学は、そういう問題意識を欠いていたこと、である。行動主義心理学はもともと種の差はないという建前だった。この、行動は種特異的であるという認識が、エソロジーに成果をもたらした最大要因である。研究者を地味で根気のいる自然観察へ向かわせ、いくつかの種の行動法則の解明へ導いたのも、この認識である。

四　エソロジーの人間論

ところで近年、エソロジーの研究者も、行動主義心理学者に張り合って、人間の諸現象について発言し始めた。ローレンツによる文明批判や、ティンバーゲン夫妻による自閉症仮説などである。動物のいくつかの種の研究で得た知見をもとにして、行動パターンは遺伝的に備わっているという視点から、人間の生活や行動の様式を説明しようという試みである。けれども人間の行動を解明するには、行動を媒介する心理過程を検討しなければならない。単純なシステムモデルで動物行動を説明してきたエソロジーの方法論では無理である。また、人間の心理過程を検討しはじめると、人間に固有の特徴は、他者との精神的交通によって精神活動が形づくられ維持されている、という点にあることが分かっていく。エソロジーの生得説はすぐ限界にぶつかるのである。

このエソロジーのように、それなりに有効だった学問が踏みはずしていく過程をみると、共通点がある。研究の有効性を保証していた条件を顧みる力がなかったことである。方法論的に不十分な研究でも、一定の条件下では有効でありうる。エソロジーの場合は、種を越えると原理が異なっている可能性がある、という認識によって、結論の安易な拡張にブレーキがかかっていた。これが有効性を保証していた条件だった。そして、このことへの自覚不足が、小範囲の動物種についてならば説明できる、という程度の行動システムモデルを、すべての動物種を貫く不変の原理であるかのように主張する踏みはずしを生んだのである。

あるモデルが現象の説明に役立った、ということは、必ずしも、モデルが正しかったことを意味しない。天動説の天体モデルは天体の見かけの動きをそれなりに説明していたし、実践的な意義も持っていた。けれども、天動説の天体モデルは誤りだったのである。行動システムモデルの人間への応用も誤りである。

五．行動のあり方と生活様式との関係

エソロジーの、行動システムが遺伝的に決定されているという主張は、行動も身体構造と同様の進化の過程をたどってきた、という考えと一体である。エソロジーは、生物の形態の進化と保存に関するダーウィン的説明が、行動に対してもあてはまると考えている。より環境にふさわしい行動特徴が、自然淘汰によって選別され、遺伝によって継承されるという考えである。人間の行動に関するエソロジーのこの考えを検討してみよう。

行動の自然淘汰説は、種が無数の世代を反復する間、環境因子が同一であり続けるということを前提にしなければならない。エソロジーによる行動の自然淘汰説はしたがって、生活圏が限られていて、自然のもつ多様な側面のうちの特定側面のみを利用して生きつづける種に限って成立可能である。そして、人間の生活様式を検討してみると、その正反対であり、生活圏は拡がりつづけ、かつ、自然のもつ多様な側面を利用して生活を営んでいる。動物種としての人間の遺伝的性質は、二万年間、大きく変わっていないと言われている。一方、人間の生活様式は急激な変化をつづけている。こういう生活様式の変化は、行動パターンの遺伝的継承、すなわち生得説とは相容れないものである。生活様式が多様になり、あるいは急激に変化していれば、行動パターンが遺伝によって直接規定されているのでは、生まれてきた個体は生活様式に適応できず、生きていけないからである。

エソロジーが理論をつくりあげてきたのは、魚類と鳥類との研究を通じてである。魚類の研究は、ティンバーゲンのトゲウオの攻撃行動の研究のように、対象のどういう特徴が魚にとっての対象識別の手がかりになっているかの研究である。魚類は水中生活を営んでおり、陸生の脊椎動物と比べると環境条件が安定していて、出会う対象の種類も限られている。限られた対象に反応するだけで生存が維持できる。したがって、魚類が示す行動パターンは、対象認識の比較的原始的な水準に対応したものである。鳥類の研究では、特定個体を識別する能力が調べられたが、とくに仔育てに関係した研究が知られている（ローレンツの「刷込み説」など）。系統樹をふり返ってみると、鳥類が最初に本格的に仔育てをはじめた脊椎動物である。仔育ては、他の個体と持続的な関係を維持する能力と媒介しあっている。したがって、鳥類の他の個体を認識する水準は、発展の最初の階梯にあると考えられる。

エソロジーの行動システムモデルは、魚類や鳥類の水準においてならば、有効だった。

六．人間の行動をどう考えるか

行動の生得性ということを考えると、体験から学ぶ可能性がまったくない動物種が存在することは事実であり、行動は遺伝によって規定されうると考えざるを得ない。そして、人間以外の多くの動物種にとって、行動は大なり小なり生得的な要素をもっているようである。では人間ではどうなのか。人間は系統発生の過程で出現してきた動物である。人間のもつさまざまな可能性はもちろん神から与えられたわけではなく、動物の進化の論理が貫かれた結果である。したがって、人間のありかたも他の動物と同様に遺伝的な規定性をもつことは疑いえない。こういう事実と、先に述べた、人間の行動は生得的に決定されているわけではない、という常識的人間観とは両立するのだろうか。

この問いへの答えはすでに出ているのである。生物学者のボルトマン（アドルフ・ポルトマン、高木正孝訳、一九六一年）がほぼ正解を与えていたし、エソロジーの研究者のローレンツも、ボルトマンの見解を裏書きする事実を揚げている。この問いへの答えは、「成長過程での体験によって個体の行動（精神生活）がさまざまに変わりうる可能性が、系統発生の過程で人類に与えられてきた」ということであろう。そして、生物学が人間の行動特徴について教えうるのは、ここまでである。つまり、人間の精神生活について、他種の動物の遺伝的に規定された行動に関する知識を借りただけですませられるものは、何もない。

この点について、少し実例を検討しよう。ただ、その前に、人間の精神生活の特徴を整理する。第一は、いま述べてきたこと、つまり、成長過程での体験によって個体の精神生活は変化するということである。第二点は、人間の精神生活は、個体間、世代間の精神的交通によってつくられ維持されているということである。この二つの特徴が人間を他の動物種からきわだたせている点であり、したがって、生物学的な人間解釈の壁を超える手がかりである。

行動の生得説が行きづまるのは生活様式の多様な種の場合である。ローレンツは、人間と並んで生活様式の柔軟さを示す動物として、ワタリガラスとドブネズミをとりあげた（コンラート・ローレンツ、日高ほか訳、一九五四年）。ローレンツは、固定した生活条件をもたない種では、出会う対象に対する探索行動が活発であること、個体は働きかけを通じて、事物が敵であるか、獲物であるか、餌であるかを学んでいくこと、このように人間以外の種も対象のあり方をそれなりに学び、適応するものであること、などを紹介している。このローレンツの記述は初期の理論が検討期にはいったためなのか、あるいはボルトマンの書の影響なのか、それとも思弁を好むローレンツの特徴のためなのか、私には分からない。どちらにせよ、多様な生活様式は、行動の生得的規定性の減少と媒介し合っていることを示している。この、生得的規定性の減少の延長に、人間の出現が考えられる。

対象のあり方の学習と絡んで、ローレンツは、さらに次のこと指摘している。

「あらゆる動物の好奇心行動を、事実上、人間のそれから根本的に区別するものがある。動物の好奇心行動は、動物の幼年期における短い発育段階に限定されている。」

「けっして老年ではないおとなのカラスが環境の根本的な変化をおしつけられると順応できなくなり、—下略—。」

「老齢のネズミあるいは老齢の類人猿は、歳とったカラスよりはずっと柔軟にふるまうけれど、若い動物と歳とった動物との間の相違は原理的に同じである。」（コンラート・ローレンツ、

日高ほか訳、一九五四年）

人間において、好奇心、つまり探索行動の活発さが老齢になるまで衰えないのを、ローレンツは、他の生物現象との類比から、種の幼形成熟現象（幼児の特徴を保ったまま成熟すること）であると説明している。ここでローレンツは生物学的発想を超えることができずにいる。人間の好奇心が老齢まで存続するのは、幼形成熟現象とよべるのかもしれないし、よべないかも知れない。人間の現象を研究する時には、とくに心理過程を背景にもつ行動についてであれば、こういう規定はあってもなくても同じであり、研究の進展に何の役にも立たない。好奇心の衰退現象から何か学ぶとすれば、動物の活発な探索行動は、その個体が営んでいく生活様式を維持できるだけの学習が完了すれば鎮静化していく、ということだけである。

人間においてはどうか。生活様式と、個体が獲得している認識との関係を考えてみると、カラスや類人猿とはちがって、人間はきわめて特殊である。人間の生活様式は、協働関係という特質をもっている。その結果、生活はいつも、交通関係のある範囲内の、最も発展した認識水準に対応して維持されている。すると、老年期の生活はどうだろうか。認識・文化の世代間継承が行なわれるので、後の世代は前の世代の到達点を踏み台にして、認識を発展させている。この発展は前世代・後世代両方の生活様式を規定するのであるから、結果として、前の世代は、すでに獲得している自分の認識を超えた生活様式をつぎつぎに体験させせられつづけていくわけである。カラスや類人猿では、その生活圏で最も長く生きてきた個体が最も高い認識水準にあるが、人間の精神生活の特徴がその関係を一部逆転させたのである。

小児期には、もちろん生活様式と認識水準とのくいちがいは存在しており（これは養育関係を維持する動物種にある程度共通する事情である）、結局、人間は、生涯、生活様式と認識とのアンバランスを体験しつづける。これが、人間の好奇心行動が生涯衰えない原因であると思われる。

人間の行動の研究において、大切なのは、精神生活を検討することである。ローレンツの好奇心論と同じように、生物学水準の解釈ですまそうとしたために人間の現象を十分解明できていないものに、ボウルビイの母子関係理論（ジョン・ボウルビイ、黒田実郎訳、一九七七年）がある。エソロジーの精神医学への導入例として有名ではあるが、欠点は、いままで述べてきたエソロジーの問題点と同じである。

【引用文献】

ジョン・ボウルビイ、黒田実郎訳、一九七七年：『母子関係の理論、1、愛着行動』、岩崎学術出版

アドルフ・ポルトマン、高木正孝訳、一九六一年：『人間はどこまで動物か―新しい人間像のために』、岩波新書、原著は一九四四年発刊

コンラート・ローレンツ、日高敏隆・丘直道訳、一九五四年：「心理学と系統発生学」、『動物行動学Ⅱ』、思索社

第Ⅴ部　心の研究と私たちの時代

第10章　こどもの心と登校拒否

まえがき

この小論は、一九八九年に書いたものである。登校拒否という窓から見えた、一九六〇年代から一九八〇年代までのこどもたちの心のあり方である。

一．はじめに

私は、昭和六三年（一九八八年）に札幌へ戻って、思春期精神衛生相談の仕事を担当したが、その年に、児童精神医学のかつての師から、登校拒否の時期を通り抜けて大学生になった青年が紹介されてきた。その青年が私に次のような質問をした。

「僕が登校拒否になった原因は何なのでしょうか。僕はやっぱり学校が悪いのだと思う。学力一辺倒で人格無視のひどい高校でしたから。けれども、前の主治医は『確かに学校のあり方にも原因はあるけれど、在籍生徒が皆登校拒否になったわけではない。だから原因は君自身にもある』と言うのです。僕の性格や生い立ちの方に問題があったのでしょうか。」

登校拒否の原因は、この青年の質問にあるように、学校状況か、そのこどもの性格のもろさか、家庭内人間関係の混乱か、いずれかであると考えることができる。このうち、こどもの性格は家庭のあり方を反映していると言えるから、登校拒否の原因は、結局、学校にあるか家庭にあるかということになる。因みに、私が従事した思春期精神衛生相談には、一九八八年に三二件の登校拒否の新規相談があり、このうち五件が学校状況に直接の原因があり（友人との深刻なトラブルや上級生から脅されたこと等が原因だった）、二七件が家庭内人間関係やこどもの性格に原因があった。

家庭内人間関係に起因する登校拒否というのは、たとえば、次のようなものである。

分離不安型登校拒否——家庭から長時間離れていることが不安で登校できなくなっているもの。こどもを不安にさせるような家庭内状況があり、たとえば、嫁姑間・夫婦間にトラブルが頻発していて、こどもが家庭崩壊の不安や遺棄恐怖を抱いている。

そのこどもの性格に起因する登校拒否というのは、たとえば、次のようなものである。

学童型登校拒否——学童期の人間関係をこなす力が育っていないために学校生活に耐えていかれないもの。つき合う力が未発達であるほか、家族構成員以外の人間（友人）関係での成功を生きがいに感じる心理水準に達していないため、失敗経験を乗り越えて学童集団内で自分の位置を探し出していく動因に乏しい。従って、ささいな失敗で長期欠席に陥ってしまう。分離不安型から発展しているケースが多く、乳幼児期に家庭内トラブルにとらわれつづけていたために、友人づき合いの基礎力を身に付けるべき時期に、必要な体験を欠いたまま、成長したケースが多い。（黒川新二、一九八七年）

二．学校にも原因があるのか

先に述べたように、相談をうけた登校拒否事例のなかに、学校に原因があると考えて対応したものは少ない。これはしかし、登校拒否に陥るときに学校にはふつう問題がないものである、ということを意味しない。治療上の必要から、学校以外の要因を、即ち家庭内人間関係や性格の方を特に重視するためなのである。たとえばこういう事例があった。

「幼児期から食事の難しい子だった。小学校に入り給食が始まる時期になって、配られた昼食を見ると、アルマイトの食器に野菜と魚の煮つけが盛られていた。煮つけはいやな臭いがするし、食器やスプーンは古くて何だか汚らしい。これを食べなくちゃいけないのかと思うと、吐き気がした。給食の時間のことを考えると朝から気分が悪い。」

「テストされるのが苦手ですごく緊張する。今度の担任の先生は何でも頑張らせるのが方針で、先月は縄とび三百回が目標だった。一生懸命練習して先生の見ている前で成功したら、はり出してある表の自分の名前の欄に丸をつけてもらえる。今日の目標は竹馬乗り。もしできるようにならなかったらどうしよう。班の連帯責任というのもあるから、班の人たちから文句をいわれる」。

これらが学童型登校拒否の説明で「ささいな失敗で長期欠席に陥ってしまう」と述べたその「ささいな失敗」である。これらの事例に対して、「このくらいのことは人生では日常茶飯事。これでつまずくのではあまりにもろい」という考え方もあるであろうし、「大人の目から『ささいな』と言わば言え。こどもの心にとっては大事件だったのである」という考えも成り立つ。

原因は学校のあり方なのか、性格のもろさなのか。ただし、治療は裁判ではないので、真犯人の究明よりも、つまずいているこどもの再出発を目的にする。これらの事例では、治療の主眼を、そのこどもの性格のもろさとその背景を成す生い立ちとに置くのが普通である。なぜなら、確かに「これくらいのことは日常茶飯事」であるのが現実で、その現実を良いものとも思わないが、しかし学校や社会のあり方が短い歳月で変わるものとは思われず、にもかかわらずこどもたちは再出立していかなくてはならないからである。

治療がこういうものであるために、登校拒否の原因を数え上げる時に学校の問題を上げることが少なくなりがちである。治療上の必要、ということを離れて登校拒否事例を見直せば、学校状況に原因があるもの、性格のもろさに原因があるもの、こどもを巻き込む家庭内人間関係の混乱が原因であるもの、複数の原因が作用しているもの、いずれもある。

三．時代の変化と登校拒否

時代が進むとともに登校拒否児が増えてきたのですか、学校や社会の変化と登校拒否とは何か関係がありますか、という質問を時々受ける。よくとりあげられるので周知のことだろうが、登校拒否事例数は昭和三四年（一九五九年）から昭和四一年（一九六六年）までが最初の山であり、最近一〇年間（一九七〇年代末からの一〇年間）が二度目の増加傾向期にある（長期欠席児童数調査からの推定、若林慎一郎ほか、一九八二年）。

相談を受けて感じるのは、あるいは事例数の増加傾向と言うことと矛盾するように思われるかもしれないが、登校拒否事例の軽症化である。

相談に連れてこられたこどもに会い、不登校に至る経緯をきき、原因を検討すると、原因は確かに学校か家庭か本人の性格かにみつかるのであるが、しかしその原因の程度（深刻度）の軽い事例が目立ってきた。自分が担当した事例だけからの推量は慎重でなくてはならないが、この印象が事実だとすると、最近の登校拒否事例数の増加は、よく言われるような家庭や学校の病理性の深刻化のためではなく、軽症例の増加によるものではないだろうか。

家庭や学校のあり方が時代とともにより病理的になったために登校拒否が増えたと即断すべ

きではなく、もし時代の影響をいうならば、以前ならば不登校にはならなかったと思われる程度の原因でこどもたちが登校しなくなることが時代の影響なのではないか、と指摘したのは滝川一廣（滝川一廣、一九八七年）である。私もそう思う。

では、時代はこどもの心にどう作用して、登校拒否問題を生じたり増加させたりしたのだろうか。時代による影響の本態を考えるために、登校拒否事例数の増加した二つの時期を検討してみよう。ひとつは、登校拒否事例数の第一の山があった時期であり、本邦経済の高度成長期である。他のひとつは、第二の山の時期、即ち現在を含む一〇年間である。先に後者を検討する。

最近一〇年間の学童・生徒の精神保健問題で目立つのは、登校拒否にも増して、少年非行の著しい増加である。件数の増加とともに、非行事例があらゆる社会階層に見られるようになっている。これは、何を社会生活（人生）の理想的な形とみるかについての親や地域の共通の観念が拡散してきたことを反映している現象であると思われる。非行事例の増加の背景を成す、この社会生活意識の変化は、同時に登校拒否事例の増加およびその様相の変化の原因でもある。

青年期にはかなりの割合の人間が、心理的混乱を経験する。さらに、ある割合の人間はかなり深刻な心理的危機を経験する。この事情は昔も今もあまり変わらず、深刻な危機を経験する青年の割合が現在著しく増大しているとは思われない。ただ、人生や社会生活のあるべき形に関する観念が現在ほど拡散していなかった時代には、心理的危機は内面の苦しみや混乱にとどまることが多く、その観念が拡散した現在では、心理的危機が社会的逸脱行動への「行動化」

としてあらわれやすくなった。現在の少年非行の増加はそのためではないだろうか。

登校拒否の場合も事情は同じである。親はこどもを育て、社会（未来）への出立を見守り、あるいは送り出すのだが、こどもの未来をどう構想するかによって、育て方や送り出し方が変化する。こどもの未来を構想できるという確信の強度が送り出す力の強さを決める。人生や社会生活の理想的な形について共通の考えが親や地域の間で共有されていれば、こどもの未来（人生や社会生活のあり方）は確信を持って構想され、学校教育や学校体験の意義づけも、拡散したりすることがない。逆に社会生活の理想的な形についての考えが多様化して共通の観念が希薄化すれば、学校教育や学校体験の重要さとかけがえのなさへの確信は揺らぎ、送り出す力は減弱する。これを反映して、少しくらいのことなら無理してでも登校しつづけるべきであるという、こどもの心の中の動因が、減少する。これが現在登校拒否の増加をもたらしているものであろう。

四．学校観のうつりかわり

登校拒否事例数の最初の山は、高度経済成長期に対応する。登校拒否の増加につながるような社会生活意識の変化はこの高度経済成長期に本格化したと考えられる。

さらに言えば、この社会生活意識の変化（社会生活の理想形に関する共通の観念が失われること）は、明治末期から大正期・昭和初期にかけて進行した社会の変化によって準備されていたものである。

社会生活のあるべき形に関する共通の観念の土台は、「家」と「村」に象徴される伝統的人間関係であり村落共同体である。何をなすべきか、何をなすべきではないか、どう生きるべきかについての観念はこれに支えられていた。しかし、明治中期以後、経済の発展によってこの土台は浸食され始め、社会生活に関する観念が拡散し始め、それが日本の伝統的精神の危機とよばれて、戦前の様々な政治運動を生んだ（たとえば国体明徴化運動）。

結局、戦前の日本は、社会の変化を社会生活に関する観念の多様化として顕在化させる道を選ばず、共同体意識を局限化して統合を維持する道を選んだ。昭和の天皇制ナショナリズムである。

そして、終戦はこの共同体意識の牽引力を消滅させ、戦後の産業復興と高度経済成長は、明治末期以後に既に進行し始めていた「家」や「村」に象徴される生活様式の分解を、一気に進行させた。社会生活意識は一方では牽引力の極が失われたこと、一方では社会の変化が著しく進行したこと、この二つのためにどんどん多様化していった。

これが高度経済成長期であり、本邦の登校拒否の最初の山ができ、また、戦後の混乱期につぐ、二度目の少年非行の多発があった時期である。

学校教育観（学校教育や学校体験の意義づけや価値づけ）は、その時代の社会生活意識に対応している。詳しく論ずる余裕がないので、明治から大正にかけて社会生活意識と学校観がどうであったか、次の二つの唱歌をみていただきたい（注）。

『あおげば尊し』（明治一七年、作詞者不明、一九八一年）

あおげば　尊し　わが師の恩
教の庭にも　はや幾年
思えば　いと疾し　この年月
今こそ　別れめ　いざさらば

互に睦し　日ごろの恩
別るる後にも　やよ　忘るな
身を立て　名をあげ　やよ　励めよ
今こそ　別れめ　いざさらば

朝夕　馴れにし　学びの窓
蛍の灯火　積む白雪

忘るる　間ぞなき　ゆく年月
今こそ　別れめ　いざさらば

『故郷』（大正三年、高野辰之、一九一四年）

兎追ひし彼の山
小鮒釣りし彼の川
夢は今も巡りて
忘れ難き故郷

如何にいます父母
恙無しや友がき
雨に風につけても
思ひ出づる故郷

志を果たして
いつの日にか帰らむ

山は青き故郷
水は清き故郷

明治期前半の『あおげば尊し』には、近代国家としての日本の成立とともに整備されていった学校制度が肯定的に唄われている。

近代的な知識を身に付けて子どもは未来へ出ていくとともに、伝統的人間関係はこどもの踏み台（親の恩と師の恩）であり、かつ目標（御国の為、忠孝の道徳）として維持されていた頃の歌である。けれども近代的知識などが指し示す未来は、より近代的な人間関係（自由競争など）が支配するはずの世界である。出発点であるとともに目標であるべきと強調される伝統的人間関係とは対立するものである。

この対立をとくためにはこどもは本当の未来（近代化）を断念するか、あるいは伝統的人間関係は遠い憧れとして心の中にとどめて、未来へむかわなくてはならない。大正期の『故郷』には、この分岐点にさしかかった時代の心が反映している。懐かしくよいものは昔にしかない。志は果たしうるかどうか不確実になり（立身出生の困難さ）、たとえ志が果たせたとしても故郷は昔の故郷ではない（志を果たすことは社会の近代化を押しすすめることでもあるから）。

決して手に入れられぬものは、比類なく美化されるものである。だから日本人は、社会の変化によってほとんど実在しなくなったにもかかわらず、懐かしく温かい人間関係と故郷への想いを、心の核にしつづけてきた。この事情は、高度経済成長期に少年時代を経験した世代から初めて変化した。現在五〇歳代の人々（一九三〇年代に生まれた人々）は、まだ、間違いなく、古く懐かしい故郷への郷愁を心に秘めているはずである。受験競争をはじめとする現代の風潮への批判（批判すること自体は正しい）が、ときに懐かしく佳き昔との対比によって語られるのは、このためであろう。

因みに私は、昭和二五年（一九五〇年）の生まれであり、登校拒否の最初の山の時代に小中学校の生活を送っている。

（注）歌曲の分析については吉本隆明の論（吉本隆明、一九六四年）が優れている。参照してほしい。

【引用文献】

黒川新二、一九八七年：「小児の精神科」、小児科臨床、四〇巻、八一九頁〜八二八頁、一九八七年

若林慎一郎ほか、一九八二年：「登校拒否と社会状況との関連についての考察」、児童精神医学とその近接領域、二三巻、一六〇頁〜一八〇頁、一九八二年

滝川一廣、一九八七年：「不登校」、清水将之編、『今日の神経症治療』、金剛出版
吉本隆明、一九六四年：「日本のナショナリズム」、『現代日本思想体系、4、ナショナリズム』、筑摩書房

第11章　人間の心の研究と三浦つとむの遺産

一．科学的な本質論と哲学的な擬似本質論

　私が三浦つとむの著書を初めて読んだのは、一九六八年である。それ以来、今日まで、三浦つとむの諸著作は、私にとって、人間とは何かを考える場合の最も重要な手引きである。

　現在の私の関心は、人間の心とは何なのか、どのような過程をたどって形作られるのか、ということである。かつて、青年期の私の関心は、人間である自分とは何なのか、人間らしく生きるということはどのように生きることなのか、ということであった。学生時代の私は、答えが見つからずに苦しみ、手がかりを求めて吉本隆明や三浦つとむの著作を読み返し、さらに、三浦つとむに手紙を書いた。一九七〇年代初めのことである。

　若い時期に特有な図々しさで、未熟な考えを書き並べた手紙をぶしつけに送ったのだが、三浦つとむは、大勢の読者の中の一人にすぎない私の手紙に対して、すぐに返信をくれた。三浦

つとむは、一九六〇年代のインターン制度廃止運動のころにも運動のあり方について悩む医学生から相談を受けたことがあります、と述べ、私の質問にていねいに意見を述べてくれた。若い人間の未熟な意見を受けとめてくれる人だった。

青年期の私たちを勇気づけてくれた思い出のほかに、なによりも、三浦つとむは理論的な大遺産を私たちにのこしている。その話をしたい。

三浦つとむは、マルクス主義の古典を解説し直しながら、かつての「官許」マルクス主義の歪んだ人間論を訂正して、人間という存在の本質を正しく、明快に書き示した。三浦つとむが提示した人間論は、書店に並んでいる直感や機知だけによる諸々の人間論とはレヴェルの異なる、本質論である。注意してほしいのは、本質論を検討するには相応の手続きが必要であり、そのための理論能力も必要であるということである。ちょうど、三浦つとむ本人が、マルクスが述べた歴史に関する本質論を解説し、本質論を理解するプロセスを教えている文章があるので、引用する。

「一般論をもらってくるということは、衣食住の生活手段をもらってくることとはちがう。生活手段ならば、他の人間がつくったものをそっくりそのままもらってきたり盗んできたりできるのだが、一般論はそうはいかない。たしかにマルクスにとっては『一般的な結論』であっても、それを文章として読む読者にとっては逆立ちした出発点でしかない。読者がことばとして受けとったものを一つの予想として、現実の歴史へと立ちもどり、そこから自分で再抽象するときに、特殊的なものの認識が止揚された・読者にとっての一般的な結論に転化するのである。このような実践的な手続きをふんではじめてもらってくることができる（のである。）」（三浦つとむ、一九七一年）

三浦つとむは、科学的な本質論と哲学的ないわば擬似本質論との違いについても教えている。「一般論は─中略─二種類あって、区別して扱わねばならない。一つは正しく抽象された一般論であって、特殊的なものの認識をふくむとともに形式的にはそれから分離された・すなわち止揚された・理論であり、科学であるが、いま一つは思弁的に頭の中で構成された一般論であって─中略─哲学にすぎない」（三浦つとむ、一九七一年）

引用した、一般論（本質論）を理解する手続きと哲学的な擬似本質論に対する指摘とは、私が三浦つとむから学んだ方法論の重要なものの一つである。

説明のために回り道をしたが、三浦つとむが書き示した人間論は、本質論を読みとる力があれば、人間に関する諸事象を解明するときの本当に有力な手引きである。なお、人間や社会に関する事象の研究では、本質論の抽象度が高くなる。そのため、巷にあふれている擬似本質論（認識哲学や人間学など）と区別がつきにくくなる。擬似本質論というつまずきの石に足をとられぬために、三浦つとむの先の指摘をとくに忘れずにいなければならない領域である。

二、人間の認識の社会性と自閉症

私がめざしてきたことは、人間の心の発達過程を検討すること、さらに自閉症のような発達の障害がなぜ起こるのかを解き明かすことである。そして、三浦つとむがのこした理論の遺産を自分のその仕事の手引きにしたいと思ってきた。それを紹介する。

心の発達過程については、私は以下のように考察した。三浦つとむは、「人間の認識は社会的なものである」と指摘した。これはやはり本質論であり、そして、人間は物質的にも精神的にも互いにつくりあうものであるという、人間のあり方の本質論と媒介し合っている。この本質論を手引きにして私は次のような方向へ考えを進めた。生まれてきたこどもは、ものごとのあり方を理解する力を時間をかけて身につけていく。また、親やまわりの人間たちと同じような喜怒哀楽の反応をするようになっていく。さらに、衝動的な行動ばかりでなく、複雑な意志を形成するようになっていく。このような精神発達の本態は何であり、後押ししているものは何か。精神発達の本態は、人類が歴史を通じて発展させてきた精神活動のあり方の継承であろう。そして、この継承は、こどもとまわりの人間との精神的交通によって実現する。言い直すと、親やまわりの人間は、人類が歴史的に発展させ受けついできた精神活動のあり方を既に身につけている。こどもは養育者たちが身につけているこの精神活動のあり方を、養育される過程で直接的なあるいは間接的な精神的交通によって受けつぐのである。

このような精神発達観は、ことばの上だけならば、旧ソ連の研究者たちや同調者たちも主張してきた。けれども、発達のプロセスを実際に正しく解明した研究者はいなかった。つまり、それらの研究者たちの主張は擬似本質論の水準だったのである。なお、心の発達についての私の考察は、まだ不十分ではあるが、以下の小論にもう少し具体的に書いている。

「乳幼児のこころ育ち」（人権と教育、二一号、一九九四年）
（本書に「乳幼児の精神発達のしくみ」と改題して収録）

「心の発達と三浦理論」（人権と教育、二五号、一九九六年）
（本書に「発達の理論はどんな問題をかかえているか──一九世紀の哲学の遺残」と改題して収録）

自閉症についての私の考察は以下のようである。自閉症は、発達途上での極度の孤立傾向、言語能力および特定の領域の精神機能の発達障害、成長後に高率に心理的不調が起こること、の三点の問題をもつ。現在の専門家の多くは、自閉症の人たちには生まれつきの脳障害に起因する特別な精神機能の障害があると仮定している。そして、三点の問題の中で、言語能力と特定領域の精神機能の障害がその根本的な障害に直接由来し、自閉・孤立は二次的なものだと主張する。そして、この主張の背景には、言語能力などの精神的な諸能力は生得的な能力である、という人間観・精神観がある。私の考えはこれとは異なる。自閉症の人たちの精神機能の発達障害は、言語能力、人間の表情や感情表出を理解する力、他人の思考過程を推理する力、概念的認識や抽象度の高い思考、社会的な場面で事情を把握する力・適切にふるまう力などの発達障害である。障害をうけるのはどれも、まわりの人間との精神的交通によって発達する能力である。発達途上の極度の孤立は、養育者や周囲の人たちと精神的交通が乏しいまま育ってしまうことを意味している。言語能力など上記の諸能力の発達障害は、精神的交通の乏しさの結果である。自閉症に関して解明しなければならないこと・手立てを講じなければならないことは、発達途上の極度の孤立がなぜ起こるか・どうずれば軽減するかである。私のこの考えの背景には、精神的な能力の多くは習得するものであるという精神観があり、人間の精神生活は他者との精神的交通によって形成され、維持されなければならない、という人間観がある。三浦つとむの人間論を受けついでいるつもりである。なお、私の自閉症論は以下の小論に書いている。

「自閉症研究はどこをさまよっているか―ラターの迷走と言語観の混乱」（人権と教育、二一六号、一九九七年）

（本書に「自閉症研究はどこをさまよったか―ラターの迷走と言語観の混乱」と改題して収録）

「療育理論の中の子ども観――TEACCHの流行と障害児観の後退」(人権と教育、三四号、二〇〇一年)

(本書に「療育理論とこども観の後退―TEACCHプログラムの問題点」と改題して収録)

自分の仕事は三浦つとむの理論的な遺産のみごとな相続になっているのかと自問自答すると、とても胸を張って、そうだ、とは答えられないが、私は三浦つとむの業績からたくさんのことを学ばせてもらった。

三、心の研究と一九世紀の哲学

三浦つとむは哲学不要論の立場であり、私も同じである。けれども、過去の哲学者たちがどんな主張をしてどう踏み外したのかを知らなくてよいということではない。特に精神活動の研究においては、科学的な考察を行うべきところに、代わりに哲学的思弁が書かれていることが多いので、思弁に足をすくわれないためにも哲学者たちの発想を知っておいたほうがよい。児童精神医学や発達心理学の分野では、新カント主義哲学とプラグマティズムとが研究者たちをつまずかせている。

一九世紀の二流哲学を担いでいるのは、読みかじったロマン主義の歴史観に頼って社会科教科書を作っている西尾幹二たちばかりではない。精神発達の研究者たちも、一九世紀に流行した考え方をその正体を見ぬけずに深い思想であると誤解して、とりいれている。精神発達の研究者たちが読んでいるのは、ピアジェ（Piaget, J.）、ゴールトシュタイン（Goldstein, K.）、ウェルナー（Werner, H.）たちの著作であり、皆、カッシーラーの影響を受けて一九世紀の新カント主義哲学の精神観を受け継いだ著作である。ピアジェやゴールトシュタインは発達過程を探求するそれなりの視点を持ち、しかも言語や認識を正面から論じているので、精神発達の研究のための手がかりが欲しい研究者たちが飛びつく。この時に、それなりに意義ある指摘と無意味な新カント主義哲学とを抱き合わせ購入してしまうのである。

研究者たちが誤ってとりいれてしまう新カント主義哲学の発想は、不可知論の精神観・物質観に適合する機能主義発想と、主観的観念論と客観的観念論の間を往復する図式論・構造論とである。カッシーラーの機能主義をはじめとする一連の形式主義発想に対しては、三浦つとむによる分析と批判がある（三浦つとむ、一九六九年）。ピアジェたちが論じた領域を研究しようとするときには、三浦つとむの指摘を読むことと一九世紀の時代思潮を自分自身で検討することとによって、新カント主義哲学の発想の欠陥を十分に知っておく必要がある。その知識がないために、奇妙な理論を深遠な理論であると誤解してしまう研究者が多いのである。

次にプラグマティズムについて触れる。プラグマティズム発想は、二一世紀の精神医学の慢性の病になりそうである。臨床医学をリードしているアメリカが、プラグマティズムを伝統としているからである。一九七〇年代後半から盛んになってきた精神疾患の国際診断基準作り（アメリカ精神医学会のDSMや、WHOのICD）も、背景にはプラグマティズム発想がある。児童精神医学の領域では、TEACCHという自閉症の療育理論と、注意欠陥・多動性障害という障害概念とが現在のトピックスであり、いずれもプラグマティズム発想の理論である。プラグマティズムは、実用主義と行動主義の哲学である。実用主義は、真理の相対主義の立場に立ち、理論の折衷を肯定する。そして、真偽の判定を実践上の有効性によって行う。実用主義の興隆によって精神医学は変貌し始めた。精神障害の研究の中から、人間とは何なのか、心とはどんなものなのかを知るという目標は失われて、精神医学は、多数の人々とは異なった行動をする少数の人たちと付き合って暮らすための方法の探求になりつつある。さらに、プラグマティズムのもう一つの柱である行動主義が精神活動自体の検討を妨げるので、これらの結果、精神医学は人間の心の本質に切り込むことのない表層的な実用学になっていく。注意欠陥・多動性障害の障害概念と治療論が、この動向を最もよく表している。

精神医学のこのような変化は、思弁に陥りがちであった今までのあり方への反動である。この変化の結果、実用性の向上と引き替えに、人間観・精神観が後退してしまう可能性が大きいが、しかし、起き始めた変化が停止するとは思われない。心の研究を志す人間にとって、失意の時代になるだろう。

けれども、絶望する必要はない。このようなときのために、三浦つとむが次のことばを遺している。読者にそのことばを贈り、稿を終える。

「ダイナミックな論理で考えるものにとっては、歴史の発展のジグザグも、進歩と退歩との交替も、別に驚くほどのことではなく、―中略―理論の退歩についても、それなりに合理的なものとみてそれを生み出した条件の冷静な検討へ向うことができる。これに反して形而上学的な論理でしか現実をとらえられぬ者にとっては、歴史は進歩か退歩かのいずれかであるから、歴史の発展のジグザグが退歩の面を示すとき、そこからは歴史に対する幻滅や絶望が生まれ(る。)」(三浦つとむ、一九六九年)

【引用文献】

三浦つとむ、一九六九年：『マルクス主義の復原』、勁草書房
三浦つとむ、一九七一年：『マルクス主義と情報化社会』、三一書房

【自閉症とこどもの心の研究　初出一覧】

一．自閉症研究はどこをさまよったか――ラターの迷走と言語観の混乱
〔原題〕自閉症研究はどこをさまよっているか――ラターの迷走と言語観の混乱（人権と教育、二六号、一九九七年）

二．自閉症と発達障害の研究の過去と未来
〔原題〕「発達障害」とは何か――研究の過去と未来（人権と教育、五五号、二〇一二年）

三．障害とは何か――精神遅滞の本質
〔原題〕精神遅滞をみる――柴崎律『知恵遅れと自閉』の検討（人権と教育、二号、一九八五年）

四．身ぶりや指さしはどのような表現なのか
〔原題〕身ぶりや指さしの表現について――前言語段階の検討（人権と教育、二〇号、一九九四年）

五．乳幼児の精神発達のしくみ
〔原題〕乳幼児のこころ育ち（人権と教育、二一号、一九九四年）

六．発達の理論はどんな問題をかかえているか——一九世紀の哲学の遺残
〔原題〕心の発達と三浦理論——ピアジェ、スキナー批判（人権と教育、二五号、一九九六年）

七．療育理論とこども観の後退——TEACCHプログラムの問題点
〔原題〕療育理論の中の子ども観——TEACCHの流行と障害児観の後退（人権と教育、三四号、二〇〇一年）

八．精神医学と言語学——こどもの言語習得過程の研究
〔原題〕精神医学と言語学——言語障害の研究に言語学は何故寄与しえないか　第二章、言語習得過程はどう研究されているのか
（三浦つとむ編、現代言語学批判——言語過程説の展開、勁草書房、一九八一年）

九．精神医学からみた行動学——エソロジーは人間の現象を説明できるか
〔原題〕精神医学からみた行動学——エソロジーは人間の現象を説明できるか（人権と教育、三号、一九八五年）

一〇．こどもの心と登校拒否
〔原題〕登校拒否を考える——子どもと社会（北海道教育の窓、二〇巻、八号、一九八九年）

一一・人間の心の研究と三浦つとむの遺産
〔原題〕人間の心の研究と三浦つとむの遺産（横須賀壽子編、胸中にあり火の柱――三浦つとむの遺したもの、明石書店、二〇〇二年）

著者紹介

1950 年　北海道旭川市生まれ
1975 年　北海道大学医学部を卒業し、神戸大学病院で児童精神医学を学んだ。その後、兵庫県立こども病院、北海道立精神衛生センター、市立札幌病院静療院に、児童精神科医師として勤務した。また、神戸大学教育学部、北海道教育大学札幌分校、北海道大学短期医療学部等で、非常勤講師として児童精神医学の講義を行った。
2013 年　黒川メンタルクリニックを開設し、自閉症の児童・青年・成人の診療を続けている。

著書　『現代言語学批判』(共著、勁草書房)、『母性喪失』(共著、同朋舎出版)、『自閉症とそだちの科学』（日本評論社）など。

自閉症とこどもの心の研究

2016 年 7 月 25 日　初版第 1 刷発行

著　者――――黒川新二
装　幀――――中野多恵子
発行人――――松田健二
発行所――――株式会社 社会評論社
東京都文京区本郷 2-3-10
電話：03-3814-3861　Fax：03-3818-2808
http://www.shahyo.com
組　版―――― Luna エディット .LLC
印刷・製本――株式会社　倉敷印刷

Printed in japan

SQ選書

01
帝国か民主か　中国と東アジア問題
◉子安宣邦著　「自由」や「民主主義」という普遍的価値を、真に人類的価値として輝かしていくことは可能か。　1800円

02
左遷を楽しむ　日本道路公団四国支社の一年
◉片桐幸雄著　公団総裁の怒りを買い四国に飛ばされる。左遷の日々の生活をどう楽しみながら暮らしたのか。　1800円

03
今日一日だけ　アル中教師の挑戦
◉中本新一著　「酒害」の現実を体験者の立場から書き起こす。今日一日だけに全力を注ぎ続ける断酒半生記。　2000円

04
障害者が労働力商品を止揚したいわけ　きらない　わけない　ともにはたらく
◉堀利和編著　「共生・共働」の理念を実現する社会をどう創りあげるのか。障害者の立場からの提起。　2300円

05
柳宗悦・河井寛次郎・濱田庄司の民芸なくらし
◉丸山茂樹著　戦争を挟んだ半生紀、昭和の男たちを魅惑した民芸運動。三本の大樹が吹かせる爽やかな風を読む。　1800円

06
千四百年の封印　聖徳太子の謎に迫る
◉やすいゆたか著　聖徳太子による神道大改革はなぜ封印されたのか。倭国形成史のヴェールをはがす。　2200円

07
「人文学」という思考法〈思考〉を深く読み込むために
◉真野俊和著　民俗学研究のアプローチから人文学の醍醐味をさぐる。　2200円

08
樺太（サハリン）が宝の島と呼ばれていたころ　海を渡った出稼ぎ日本人
◉野添憲治著　聞き書きをとおして近代日本の民衆史を掘り起こす。　2100円

以下続刊。定価はすべて本体価格（税別）